糖質オフの満足弁当で夫婦ともに3か月で10キロヤセました

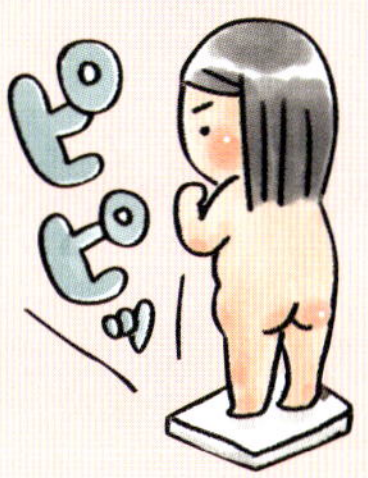

ゆきりち。

KADOKAWA

はじめに

秋田在住のゆきりち。です。オットとの二人暮らしです。

料理のインスタグラムを始めた当初は、彩り・見え方など、いわゆる「映え」を意識して、お弁当やごはんをアップしていましたが、現在は、頑張らない「日々のリアル」ごはんを投稿するようになり、17年12月にスタートしたブログでは、夫婦の糖質オフダイエットの記録として、糖質オフの「簡単レシピ」などを紹介しています。

特に目標も決めずに始めた糖質オフダイエットだったのですが、**約3か月で夫婦ともに10キロ減量に成功しました！**

この本では、**夫婦で糖質オフダイエットを始めたいきさつや、ダイエットのためにやったことの全体像**をなるべくわかりやすくご紹介することを心がけました。

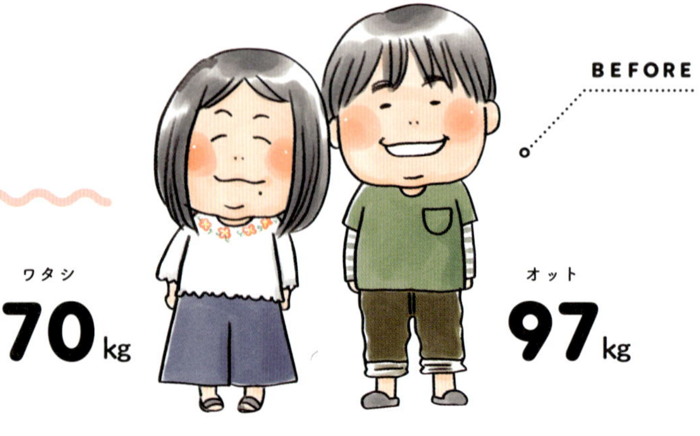
BEFORE
ワタシ
70kg
オット
97kg

成功のポイントはまず、ひとりではなく、**二人でダイエットをしたこと。**一人だとついついサボってしまいがちだけど、伴走者がいると競ったり励みになったりして、やめられなくなるんですよね。

そして、**今より少しでもヤセられればいいや、くらいに、ゆるく始めたこと。**糖質を控える・置き換えるだけで、ガマンしている感覚がないまま、ゲームのように楽しんでいるうちに、いつの間にか減量していたのです。

何より最大のポイントは、**作り置きを中心に「糖質はオフしているけど、満足できるお弁当」**の工夫をしたこと。そんなお弁当の工夫や簡単レシピを詳しく紹介していきたいと思います。

読んでくださったみなさまの参考にしていただけたら、これほどうれしいことはありません。

ゆきりち。

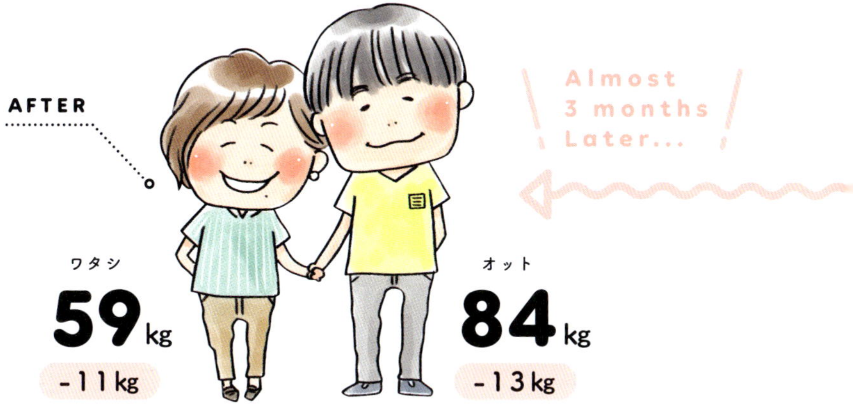
AFTER
Almost 3 months Later...
ワタシ
59kg
-11kg
オット
84kg
-13kg

マンガでわかる／ゆきりち。夫婦のダイエット

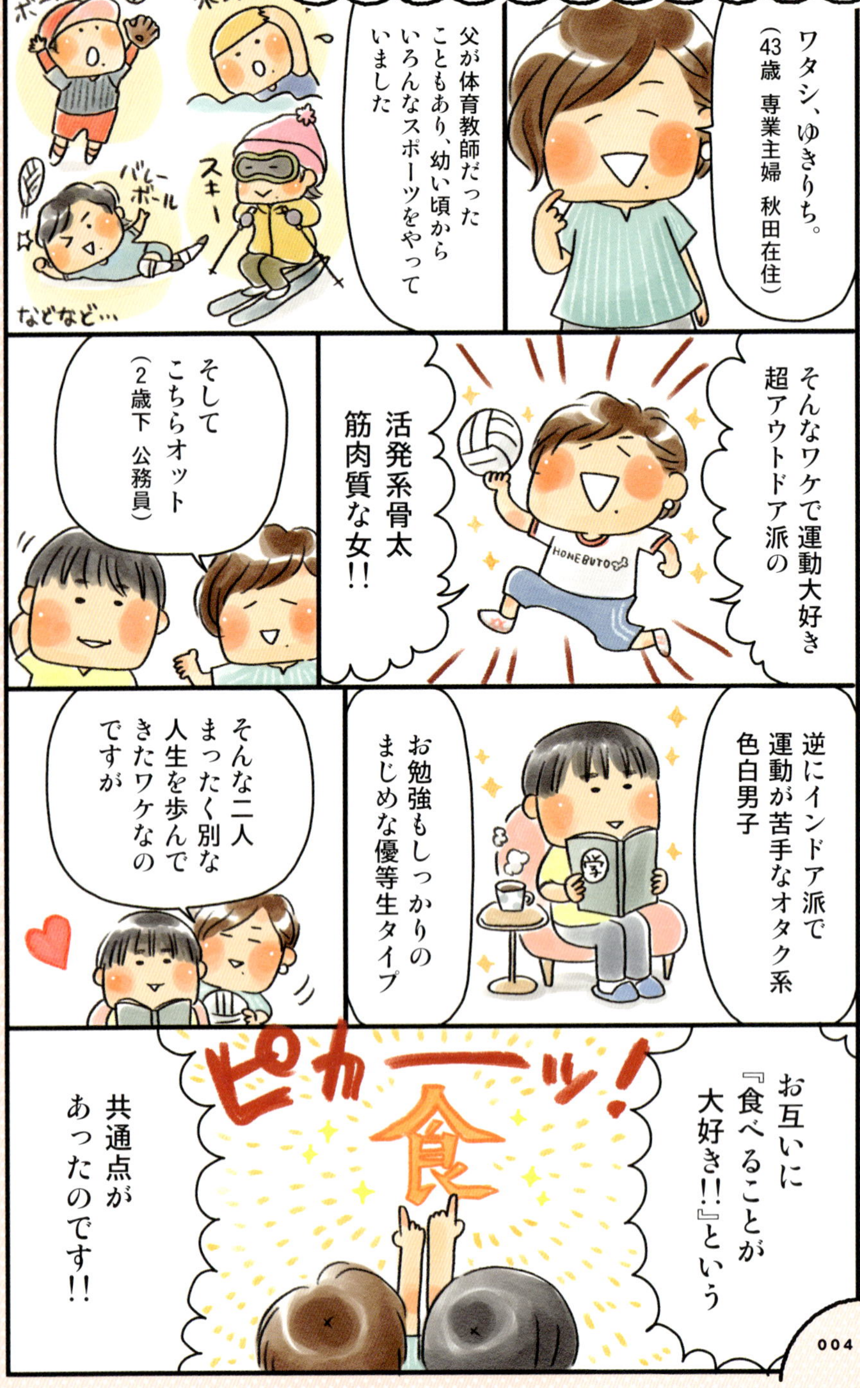

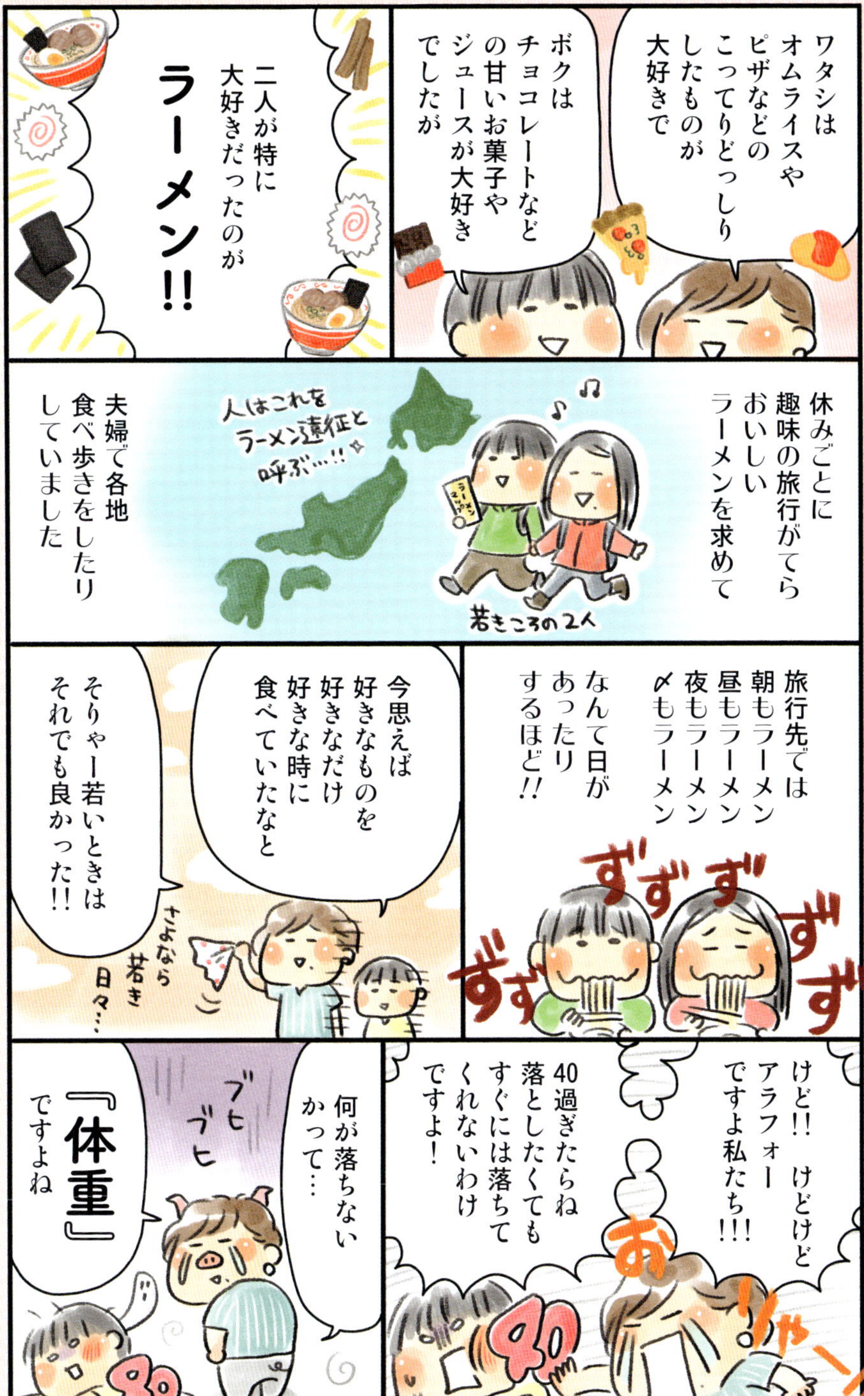
ワタシはオムライスやピザなどのこってりどっしりしたものが大好きで
ボクはチョコレートなどの甘いお菓子やジュースが大好きでしたが
二人が特に大好きだったのが
ラーメン!!
休みごとに趣味の旅行がてらおいしいラーメンを求めて
人はこれをラーメン遠征と呼ぶ…!!
若きころの2人
夫婦で各地食べ歩きをしたりしていました
旅行先では朝もラーメン昼もラーメン夜もラーメン〆もラーメン
なんて日があったりするほど!!
ずずず
ずず
ずず
今思えば好きなものを好きなだけ好きな時に食べていたなと
そりゃー若いときはそれでも良かった!!
さよなら若き日々…
けど!! けどけどアラフォーですよ私たち!!!
40過ぎたらね落としたくてもすぐには落ちてくれないわけですよ!
おりゃー!!
40
何が落ちないかって…
ブヒ
ブヒ
『体重』ですよね
40

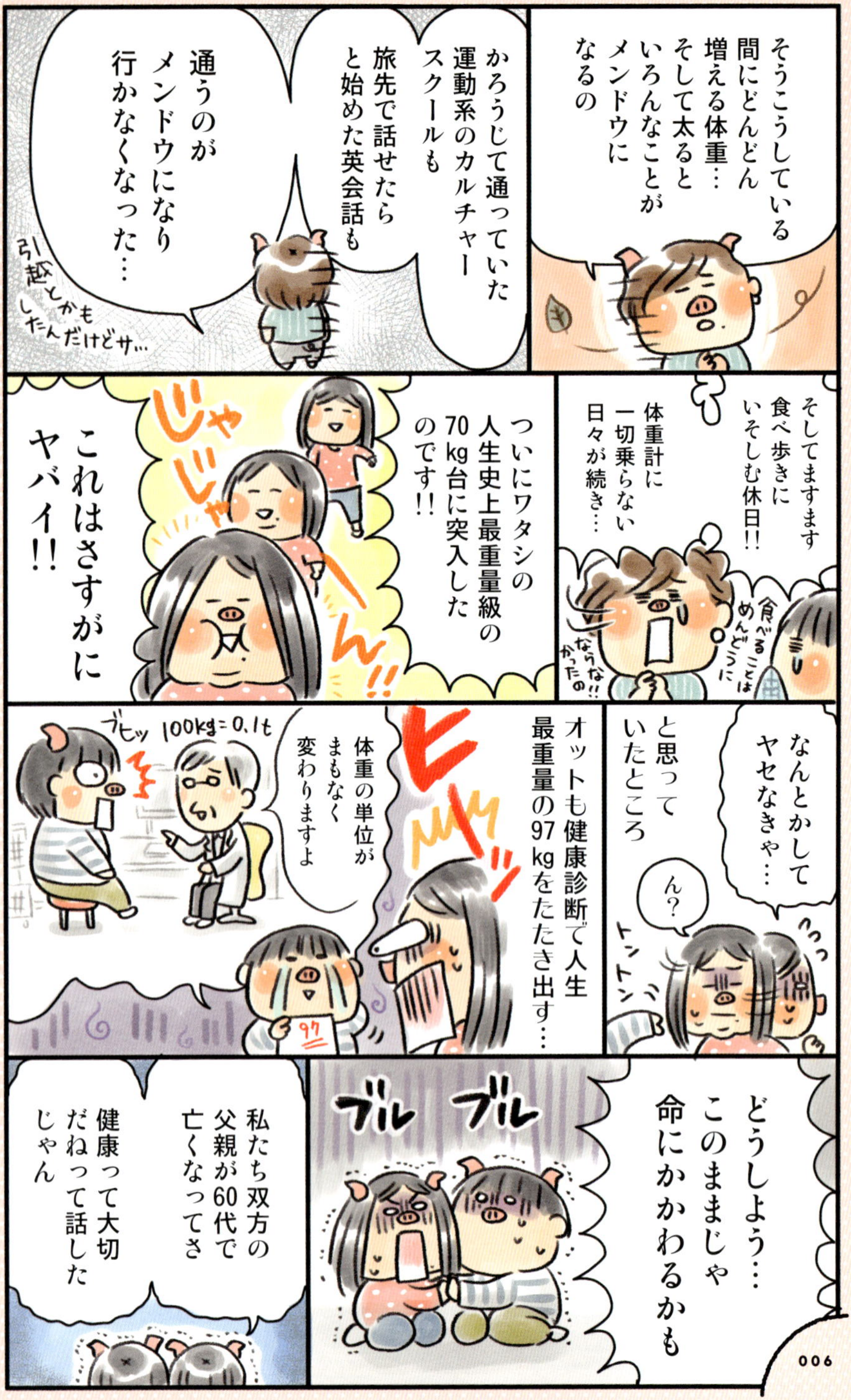

そうこうしている間にどんどん増える体重…そして太るといろんなことがメンドウになるの
かろうじて通っていた運動系のカルチャースクールも旅先で話せたらと始めた英会話も
通うのがメンドウになり行かなくなった…
引越とかもしたんだけどサ…
そしてますます食べ歩きにいそしむ休日!!
体重計に一切乗らない日々が続き…
食べることはめんどうにならなかったの!!
ついにワタシの人生史上最重量級の70kg台に突入したのです!!
じゃじゃーん!!
これはさすがにヤバイ!!
なんとかしてヤセなきゃ…
と思っていたところ
ん?
トントン
オットも健康診断で人生最重量の97kgをたたき出す…
体重の単位がまもなく変わりますよ
ブヒッ
100kg=0.1t
97
ブル ブル
どうしよう…このままじゃ命にかかわるかも
私たち双方の父親が60代で亡くなってさ
健康って大切だねって話したじゃん

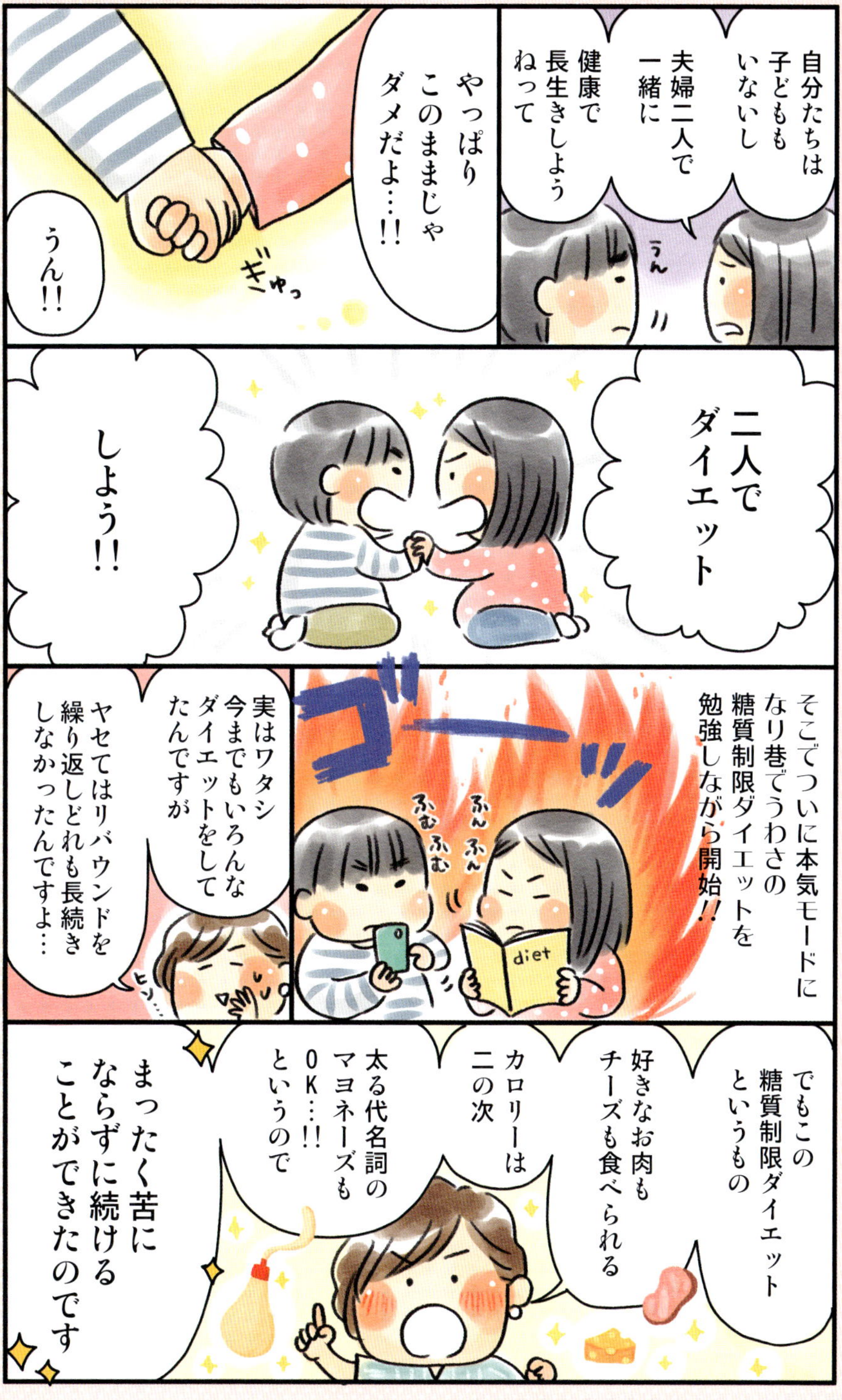
自分たちは子どももいないし
夫婦二人で一緒に
健康で長生きしようねって
うん
やっぱりこのままじゃダメだよ…!!
ギュっ
うん!!
二人でダイエット
しよう!!
そこでついに本気モードになり巷でうわさの糖質制限ダイエットを勉強しながら開始!!
ゴーーッ
ふんふん
ふむふむ
diet
実はワタシ今までもいろんなダイエットをしてたんですが
ヤセてはリバウンドを繰り返しどれも長続きしなかったんですよ…
ヒソ…
でもこの糖質制限ダイエットというもの
好きなお肉もチーズも食べられる
カロリーは二の次
太る代名詞のマヨネーズもOK…!!というので
まったく苦にならずに続けることができたのです

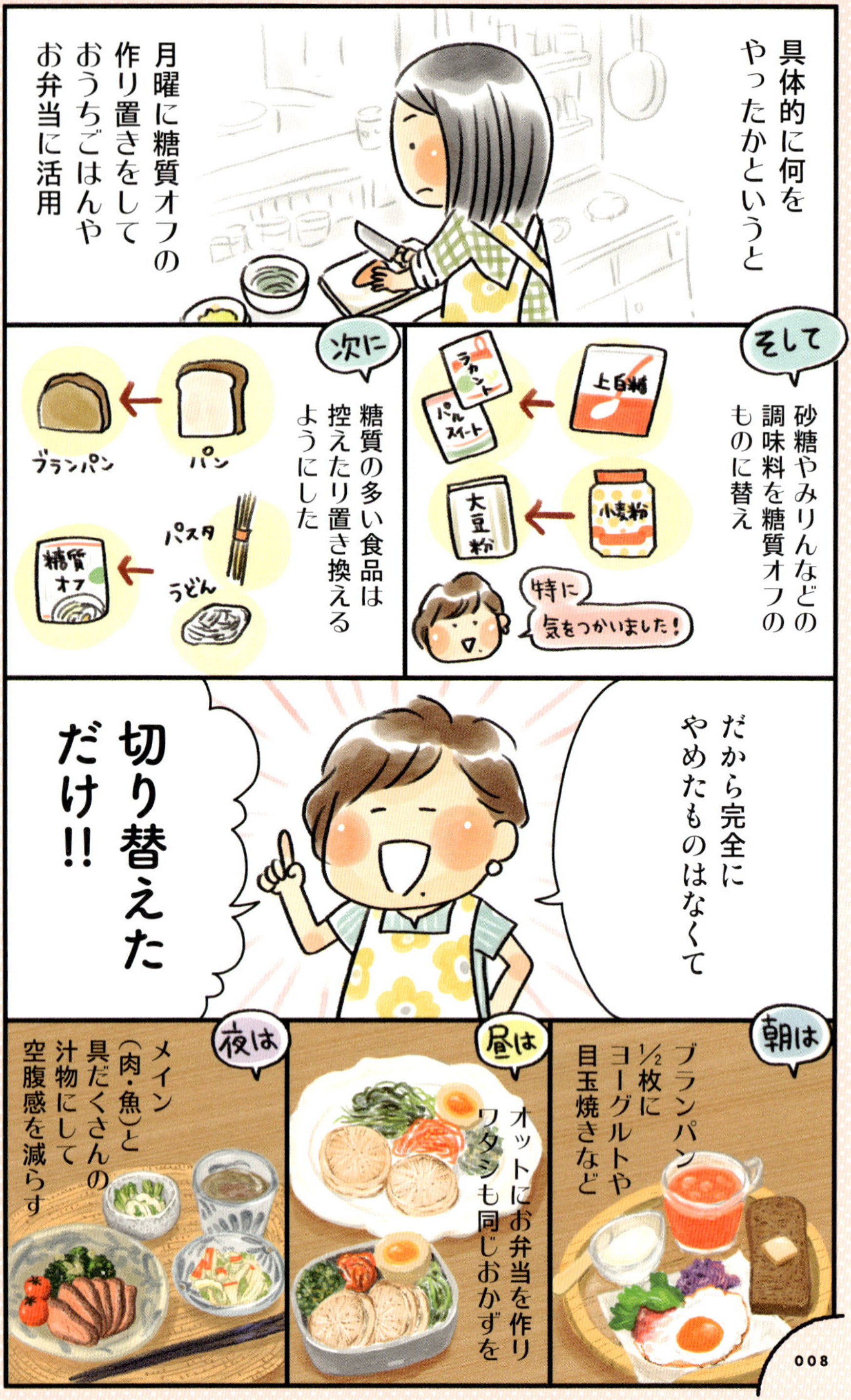
具体的に何をやったかというと
月曜に糖質オフの作り置きをしておうちごはんやお弁当に活用
そして
砂糖やみりんなどの調味料を糖質オフのものに替え
上白糖
ラカント
パルスイート
小麦粉
大豆粉
特に気をつかいました!
次に
糖質の多い食品は控えたり置き換えるようにした
パン
ブランパン
パスタ
うどん
糖質オフ
だから完全にやめたものはなくて
切り替えただけ!!
朝は
ブランパン½枚にヨーグルトや目玉焼きなど
昼は
オットにお弁当を作りワタシも同じおかずを
夜は
メイン（肉・魚）と具だくさんの汁物にして空腹感を減らす

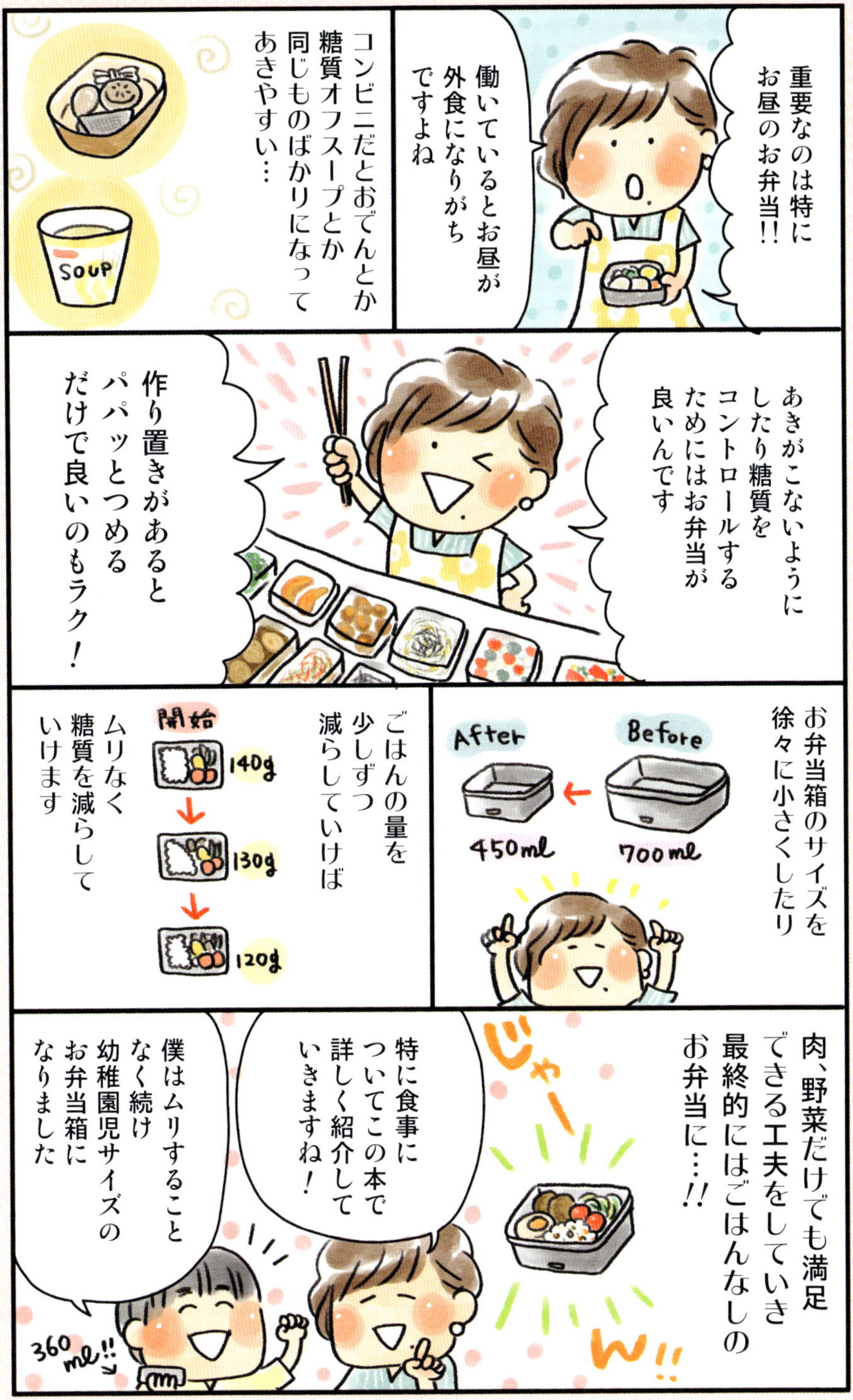

重要なのは特に
お昼のお弁当!!
働いているとお昼が
外食になりがち
ですよね
コンビニだとおでんとか
糖質オフスープとか
同じものばかりになって
あきやすい…
SOUP
あきがこないように
したり糖質を
コントロールする
ためにはお弁当が
良いんです
作り置きがあると
パパッとつめる
だけで良いのもラク!
お弁当箱のサイズを
徐々に小さくしたり
Before
700ml
After
450ml
ごはんの量を
少しずつ
減らしていけば
開始
140g
130g
120g
ムリなく
糖質を減らして
いけます
肉、野菜だけでも満足
できる工夫をしていき
最終的にはごはんなしの
お弁当に…!!
じゃーん!!
特に食事に
ついてこの本で
詳しく紹介して
いきますね!
僕はムリすること
なく続け
幼稚園児サイズの
お弁当箱に
なりました
360ml!!

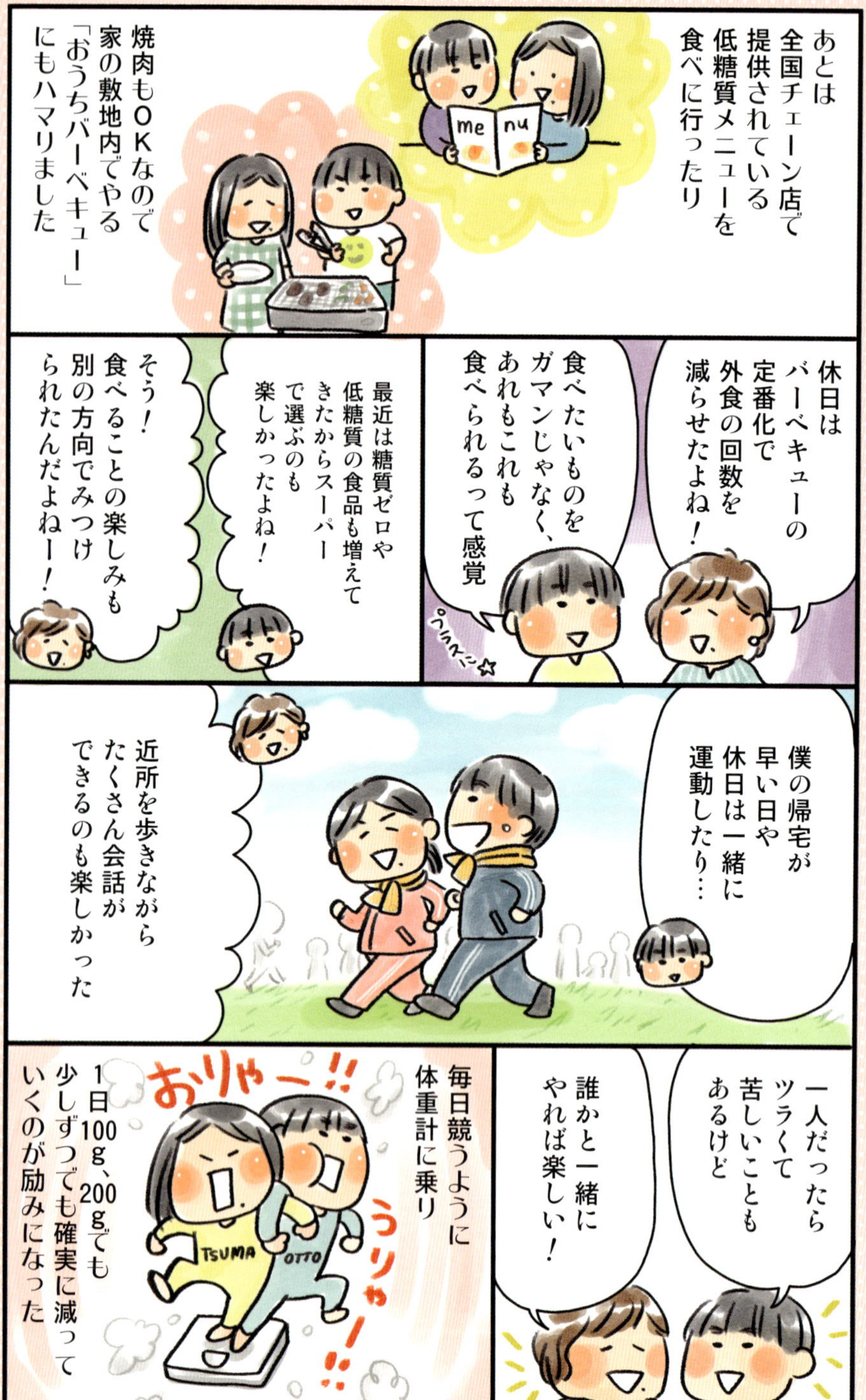
あとは全国チェーン店で提供されている低糖質メニューを食べに行ったり
me nu
焼肉もOKなので家の敷地内でやる「おうちバーベキュー」にもハマりました
休日はバーベキューの定番化で外食の回数を減らせたよね！
食べたいものをガマンじゃなく、あれもこれも食べられるって感覚
プラスに☆
最近は糖質ゼロや低糖質の食品も増えてきたからスーパーで選ぶのも楽しかったよね！
そう！食べることの楽しみも別の方向でみつけられたんだよねー！
僕の帰宅が早い日や休日は一緒に運動したり…
近所を歩きながらたくさん会話ができるのも楽しかった
一人だったらツラくて苦しいこともあるけど
誰かと一緒にやれば楽しい！
毎日競うように体重計に乗り
おりゃー!!
うりゃー!!
TSUMA
OTTO
1日100g、200gでも少しずつでも確実に減っていくのが励みになった

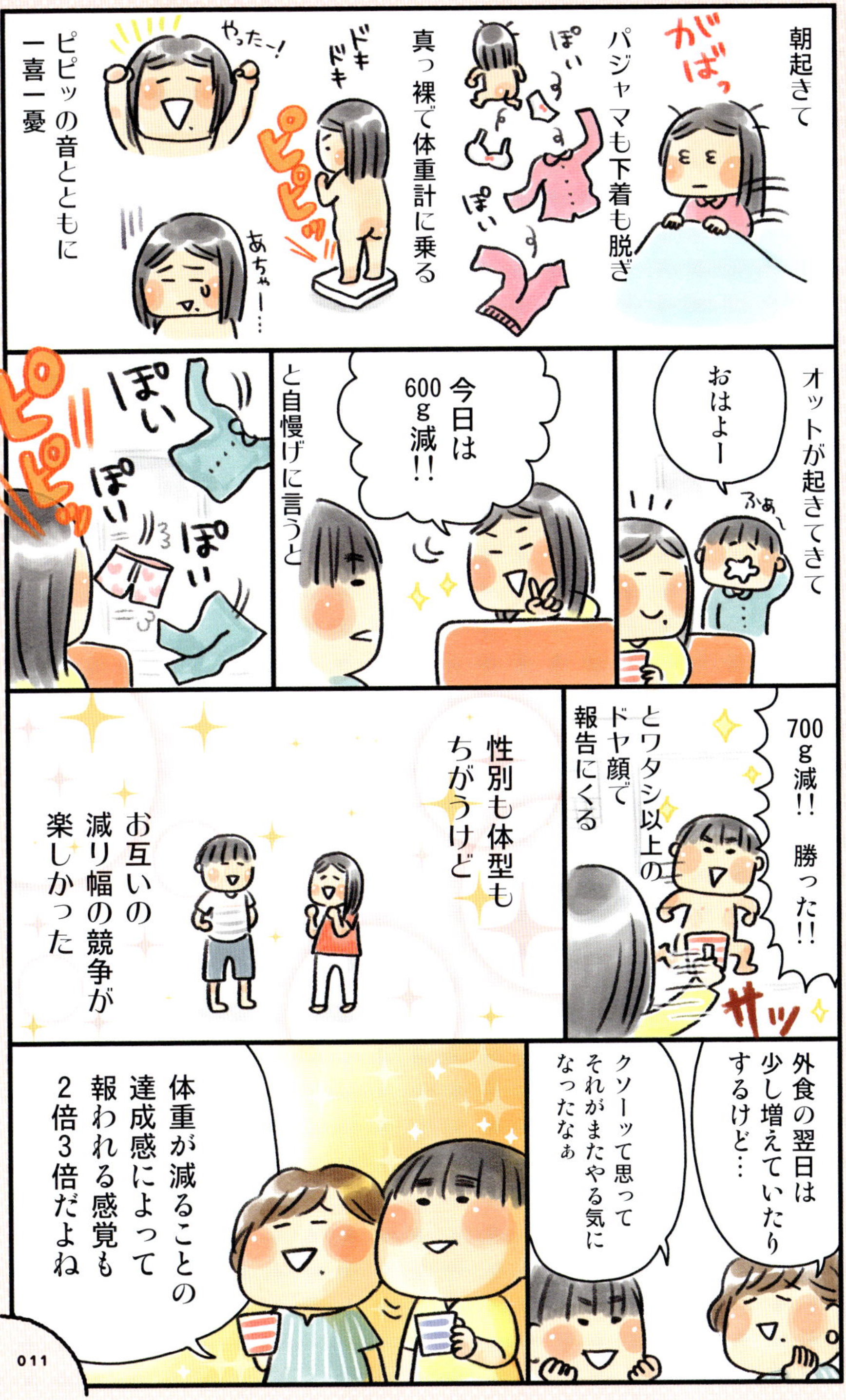
朝起きて
がばっ
パジャマも下着も脱ぎ
ぽい
ぽい
真っ裸で体重計に乗る
ドキドキ
ピピピッ
ピピッの音とともに一喜一憂
やった～!
あちゃー…
オットが起きてきて
おはよー
ふぁ～
今日は600g減!!
と自慢げに言うと
ぽい
ぽい
ぽい
ピピッ
700g減!! 勝った!!
とワタシ以上のドヤ顔で報告にくる
サッ
性別も体型もちがうけど
お互いの減り幅の競争が楽しかった
外食の翌日は少し増えていたりするけど…
クソーッて思ってそれがまたやる気になったなぁ
体重が減ることの達成感によって報われる感覚も2倍3倍だよね

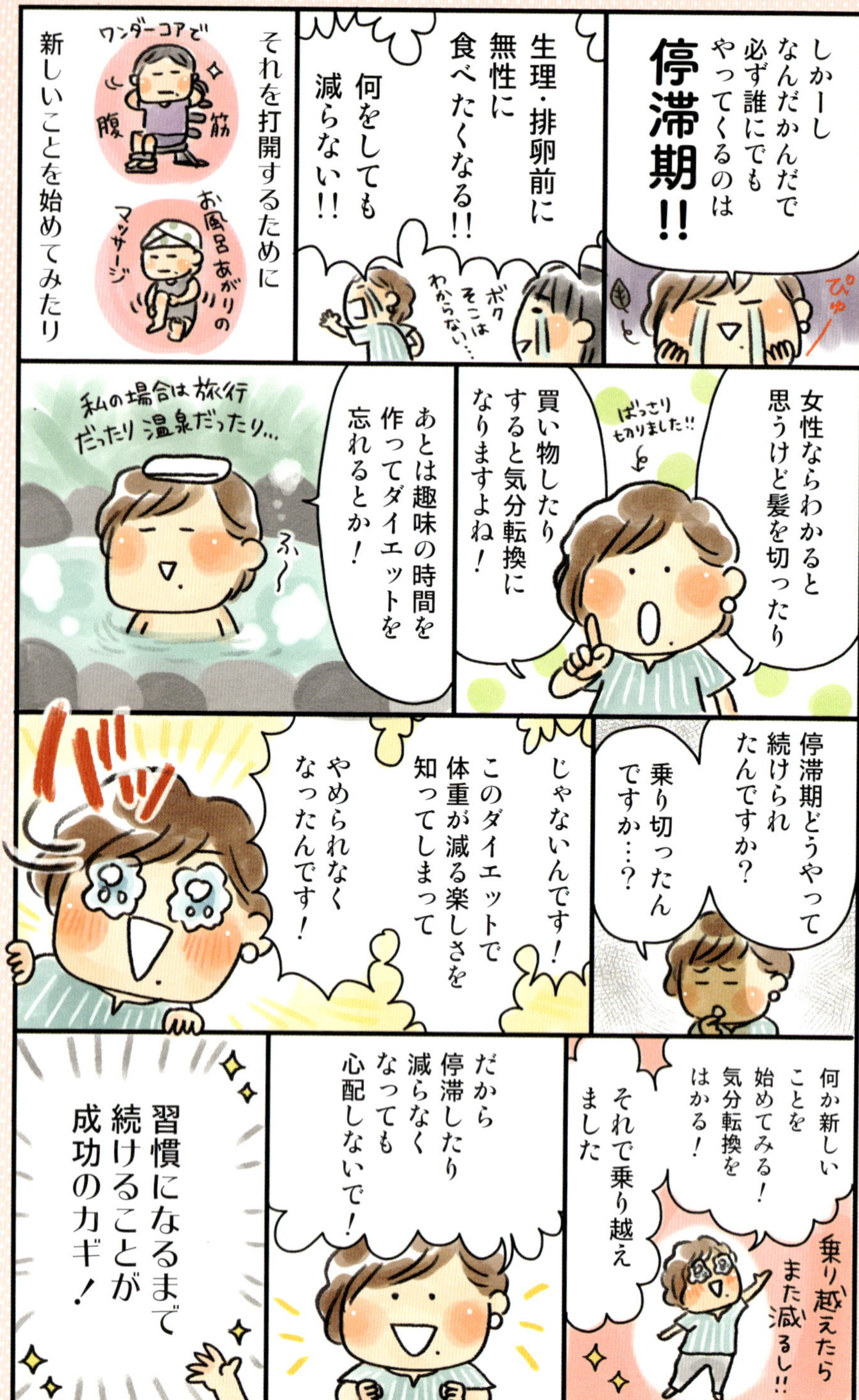
しかーし
なんだかんだで
必ず誰にでも
やってくるのは
停滞期!!
ぴゅ～
生理・排卵前に
無性に
食べたくなる!!
何をしても
減らない!!
ボク
そこは
わからない…
それを打開するために
ワンダーコアで
腹筋
お風呂あがりの
マッサージ
新しいことを始めてみたり
女性ならわかると
思うけど髪を切ったり
ばっさり
切りました!!
買い物したり
すると気分転換に
なりますよね!
あとは趣味の時間を
作ってダイエットを
忘れるとか!
私の場合は旅行
だったり温泉だったり…
ふ～
停滞期どうやって
続けられ
たんですか?
乗り切ったん
ですか…?
じゃないんです!
このダイエットで
体重が減る楽しさを
知ってしまって
やめられなく
なったんです!
バッ
何か新しい
ことを
始めてみる!
気分転換を
はかる!
それで乗り越え
ました
乗り越えたら
また減るし!!
だから
停滞したり
減らなく
なっても
心配しないで!
習慣になるまで
続けることが
成功のカギ!

そしてその結果こうなりました！
3ヶ月後
ばばーーん!!
開始時
181cm
97kg
−13kg
After
Before
開始時
163cm
70kg
−11kg
After
Before
以降は体調も良くベスト体重として現在も糖質オフ生活をゆるく継続してキープしています
さらに 半年 −5kg後
二人ともいつのまにか食事の量も減って好きな食べ物も変わったよね
あれだけラーメンラーメン言ってた生活が幻のよう…
まぼろし〜
そしてメンドウなことが多かった生活にもだいぶ変化が
食後の眠気もないし疲れにくくなり
ダラ〜〜〜ッ
何をやるにもメンドウと思うことがなくなった
生活にメリハリができ
家事もテキパキ
判断力や行動力もついた
テキ
パキ
ヤセてご自慢のボディになったわけじゃない
減量してフツーの体型になっただけ
それなのにこんなに変われるんだ!!
フツーの体型の人ってすごい!!
糖質オフダイエットっていいことしかなーい!!
（完）

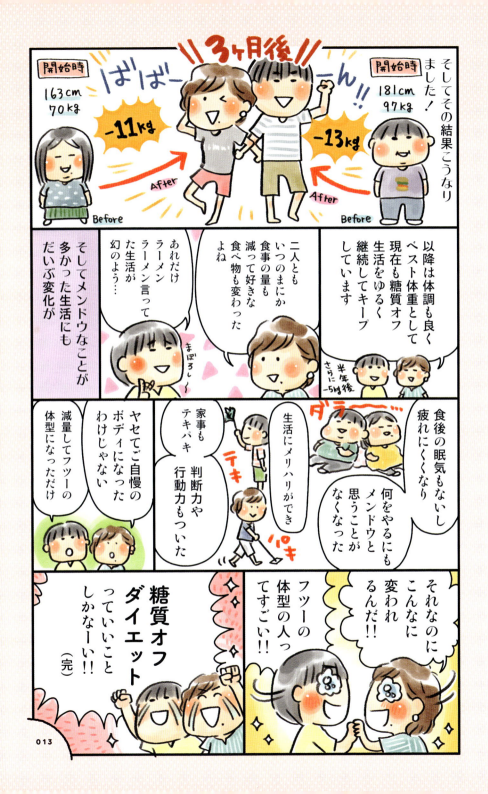

推移しました！

いるのを見て約2週間後にオットも開始。

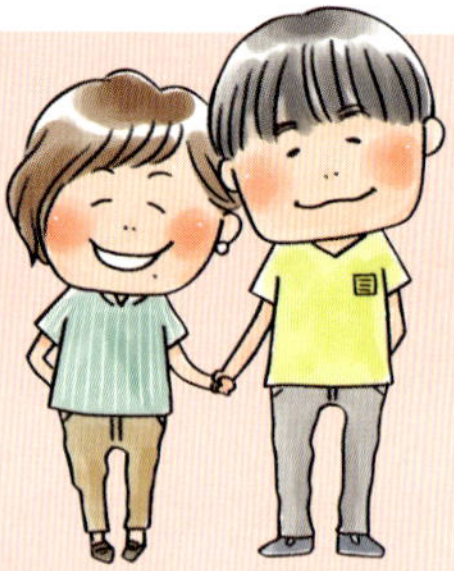

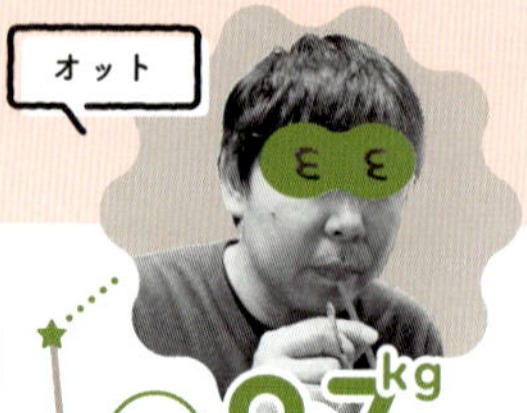
オット
97kg

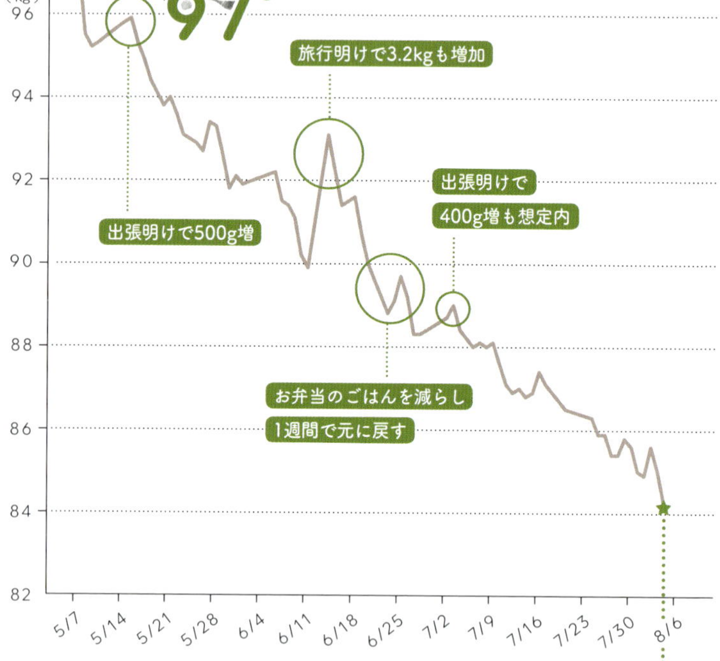

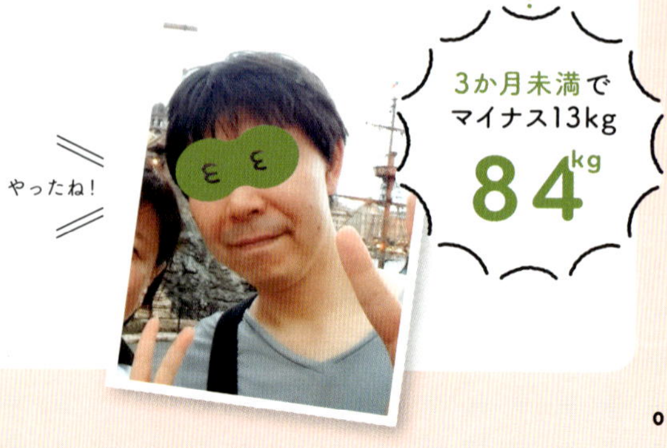
やったね！
3か月未満で
マイナス13kg
84kg

こんなふうに体重

ワタシ（ゆきりち。）がダイエットを開始してから、楽しそうにして

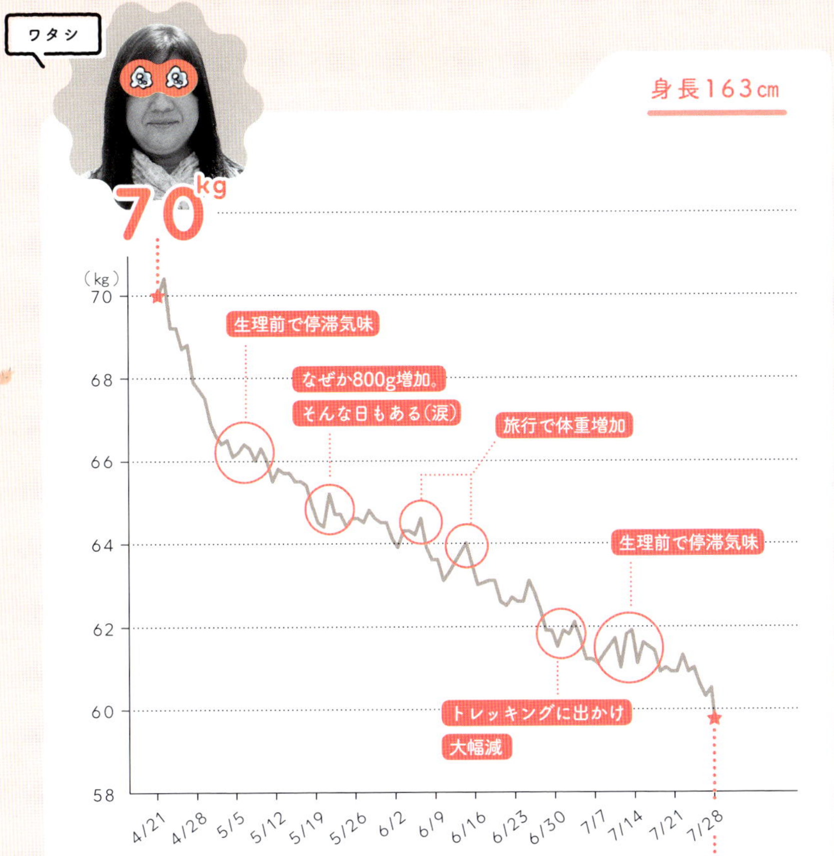

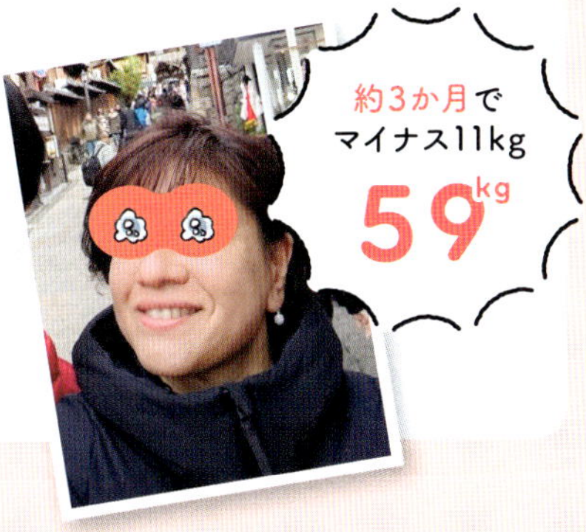

まとめ

ワタシの推移は小刻みで（生理時期に停滞）だけど、オットは出張・旅行・週明けに増量していて、普段の糖質オフ生活に戻すと瞬く間に減っていくのがわかりやすい。

Contents

Part.1

ゆきりち。おすすめ！ 楽しく続けられる糖質オフダイエット

Part.2

これで楽しく続けられました！ 糖質オフでも満足できるお弁当

糖質オフの満足弁当レシピ

Part.3

カンタン！おいしい！しあわせ！

糖質オフのおかずバリエ

肉・魚のメインおかず

サブのおかず

Contents

本書の使い方

- 材料は特に記載がない場合、作りやすい分量で表示しています。
- 特に記載がない場合、しょうゆは濃口しょうゆ、豆乳は無調整のもの、バターは有塩バターを使用しています。塩こしょうは市販のものを使いました。
- 砂糖はラカントSを使用しています。その他の調味料やプレーンヨーグルトも糖質オフや無糖のものがおすすめです。詳しくはP24をご覧ください。
- 大豆粉は糖質オフのために使っています。小麦粉で代用できます。
- だし汁は、かつおだしを使用しています。
- 小さじ1は5mℓ、大さじ1は15mℓです。1カップは200mℓです。
- 作り方の火かげんは、特に記載がない場合は、中火で調理してください。
  電子レンジは600W、オーブントースターは1000Wの加熱時間です。機種によって多少異なることもありますので、様子を見ながら加減してください。
- フライパンは原則としてフッ素樹脂加工のものを使用しています。
  野菜類は、特に記載がない場合、洗う、皮をむくなどの作業を済ませてからの手順です。きのこ、豆類、果物も同様です。
- 作り置きの保存の目安は、冷蔵で3日程度です。あくまでも目安ですのでなるべく早めに食べ切りましょう。
- 保存容器は熱湯消毒などして、必ず清潔なものを使用し、保存時はなるべく汁気を切るなど傷み防止の工夫をしてください。

スタッフ
デザイン／細山田光宣、
藤井保奈、鎌内 文（細山田デザイン事務所）
マンガ／カタノトモコ
撮影／佐藤 朗
撮影協力／三好弥生
編集協力／深谷恵美
校正／麦秋アートセンター
編集／鈴木聡子

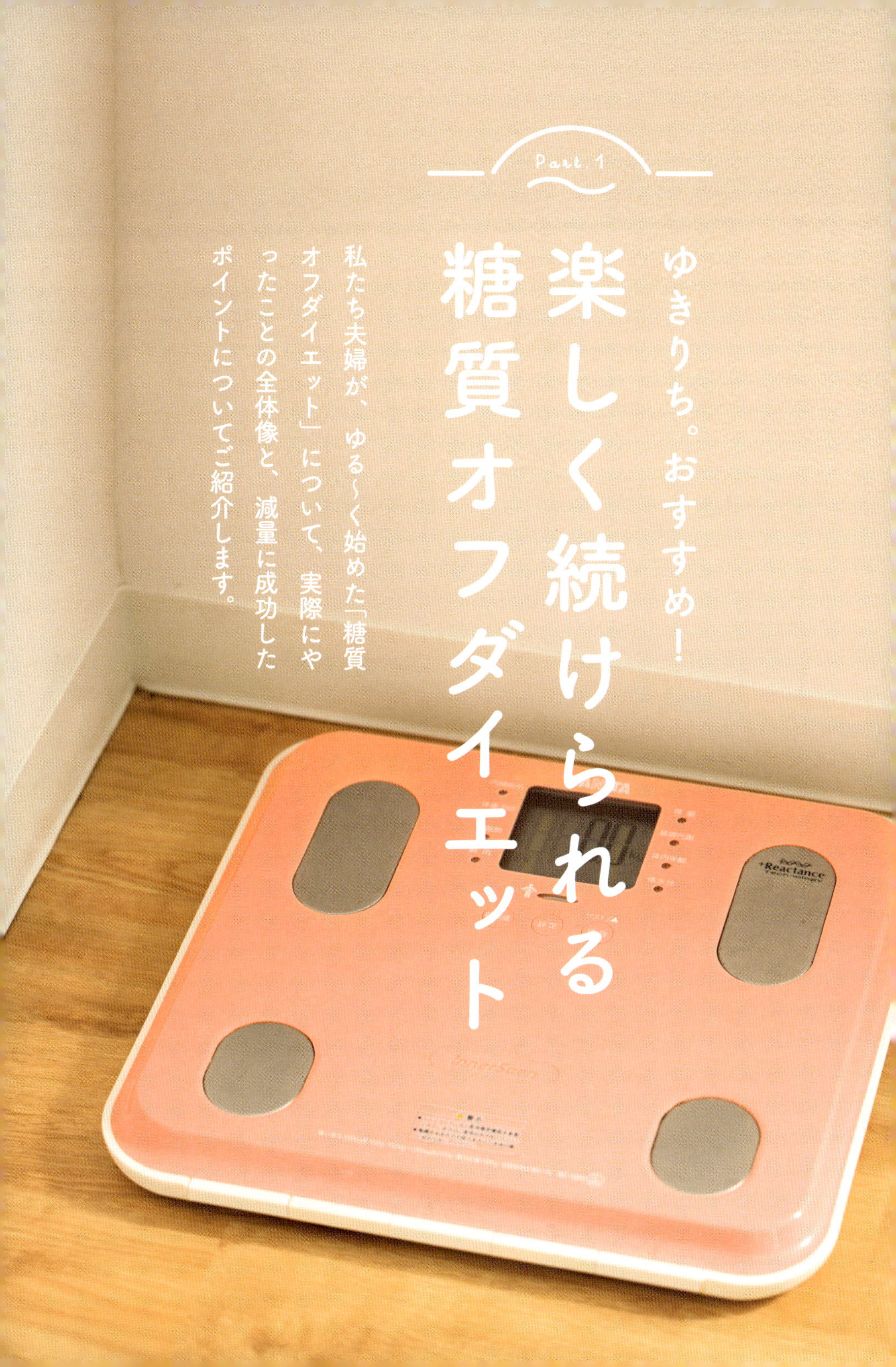

Part.1

ゆきりち。おすすめ！

楽しく続けられる糖質オフダイエット

私たち夫婦が、ゆる～く始めた「糖質オフダイエット」について、実際にやったことの全体像と、減量に成功したポイントについてご紹介します。

Part.1

Diet

STORY / 1

『目指したのは楽しく続けられるダイエット』

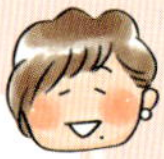

気にしたのは糖質だけ

何より楽しく続けることを優先したので、カロリーを制限したり、油を抜いたりといった「特別」なことはせず、普段通りの生活で、目標体重も決めず、糖質だけ注意。それでも最初の3日で3キロ減、1か月で5キロ減と、みるみる効果が出ました。ダイエットという感覚がな

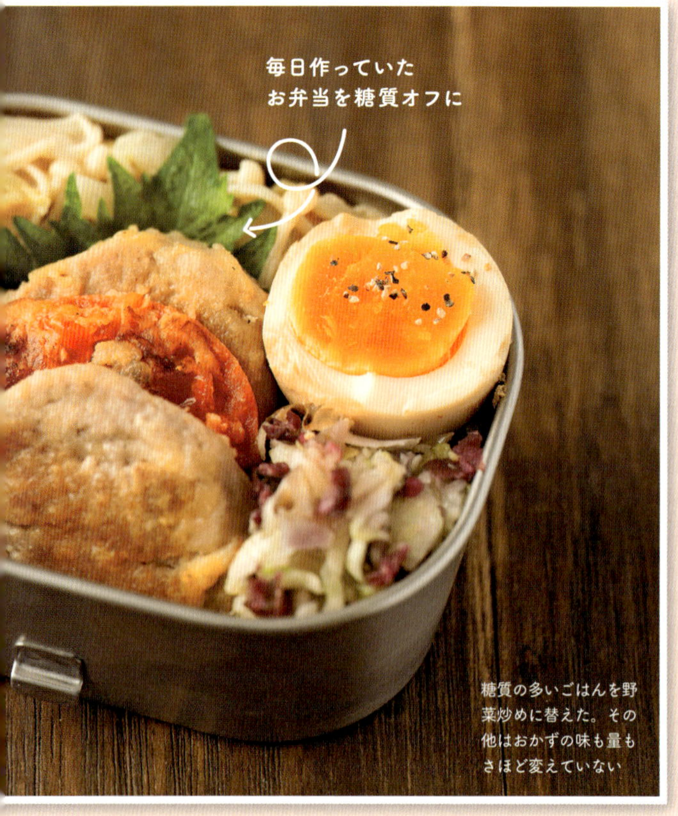

糖質の多いごはんを野菜炒めに替えた。その他はおかずの味も量もさほど変えていない

かったから2週間で「続けられる！」と確信できました。

細かく計算しない。考えすぎない

最初は、糖質制限の情報を調べて、「1日の糖質はなるべく60～100グラム以内にしよう」と思ったものの、メンドウだと続かないので、細かい計算はやめました。買い物に行って食品の糖質量を見て「1桁なら◎。」「2桁だけどたくさん使わないからOK」そんなアバウトな感じでしたが、ちゃんと体重は落ちました。

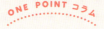

ONE POINT コラム

糖質オフでヤセるのはなぜ？

糖質とは炭水化物から食物繊維を除いたもので、ごはんやパン、麺、いも類などに多く含まれます。たくさん食べるとブドウ糖が血液内に増えて、体は脂肪として蓄えようとするので太ります。逆に、糖質を制限すると体は、脂肪をエネルギー源にして消費するため、ヤセることができます。

糖質の少ない食事をする！

↓

血中のブドウ糖濃度が低くなる！

↓

肥満の元となるインスリンの分泌が増えない！

↓

体内のブドウ糖が減少！

↓

体は脂肪をエネルギー源にして消費！

↓

だからヤセる!!

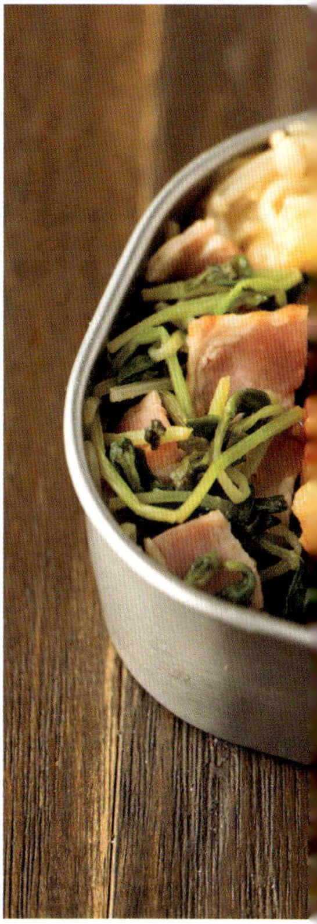

Diet
STORY / 2

Part.1

『辛くないから続けられた』

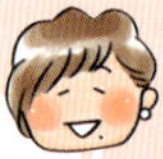

大好きな肉は
たくさん食べてもOK

過去にジャーサラダやスムージーなど数々のダイエットに挑戦したものの、1週間で1キロヤセては挫折して、の繰り返し。量を減らすのは辛いし、特別なものを食べ続けるのは飽きる…。でも、糖質オフは普段通り食べて、主食を控えめにする（または摂らない）、これだけ。特に

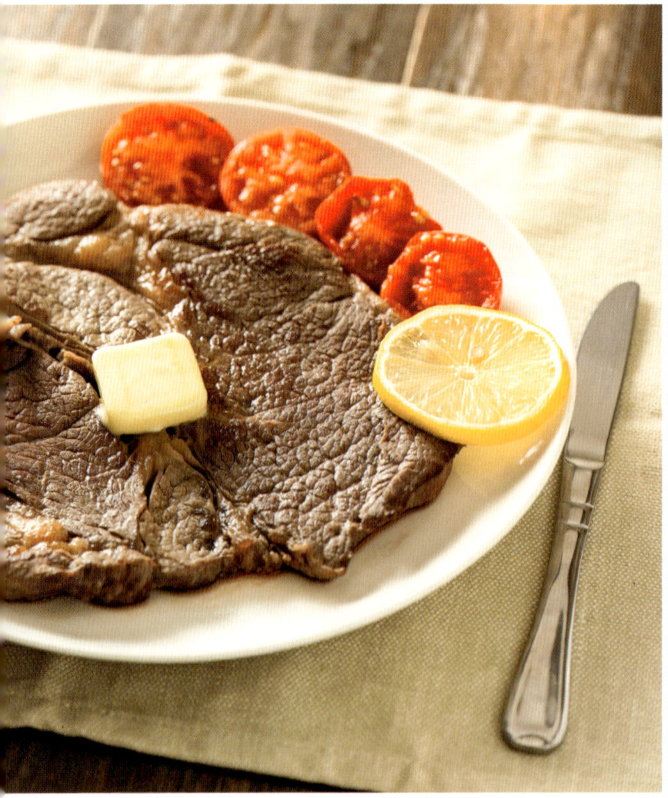

好きな肉はたくさん食べられるから続けられました。

大好きなチーズや、マヨも〇K

チーズやマヨ、油など、普通のダイエットでガマンすべきものもやめずにすんだ！　そうでなければやっぱり挫折していたと思います。本来は糖質が多い食品も、スーパーなどで「糖質オフ」商品が見つかります。食べたいものを制限しているというより、あれもこれも食べられるというプラスの感覚。で、前向きになれた！

これもたくさん食べてOK

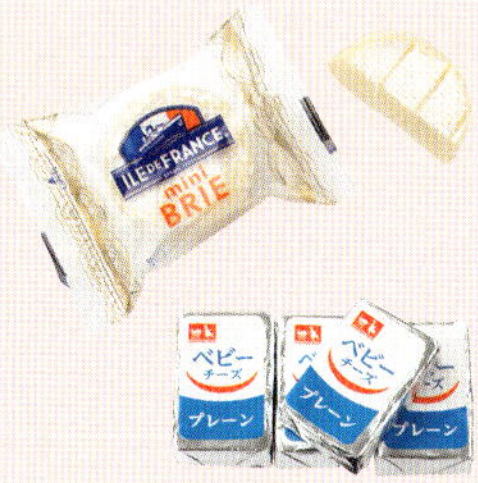

チーズ

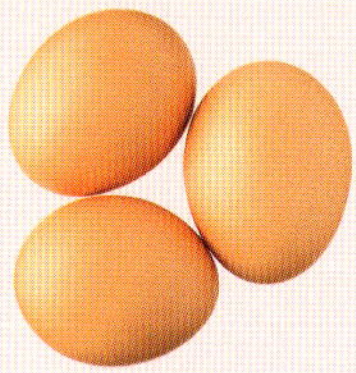
卵

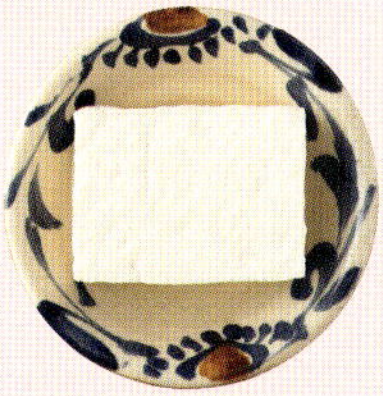
大豆、大豆加工品

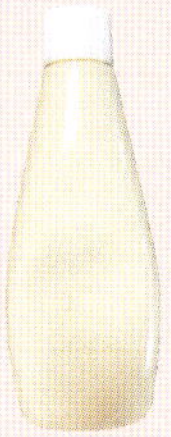
マヨネーズ

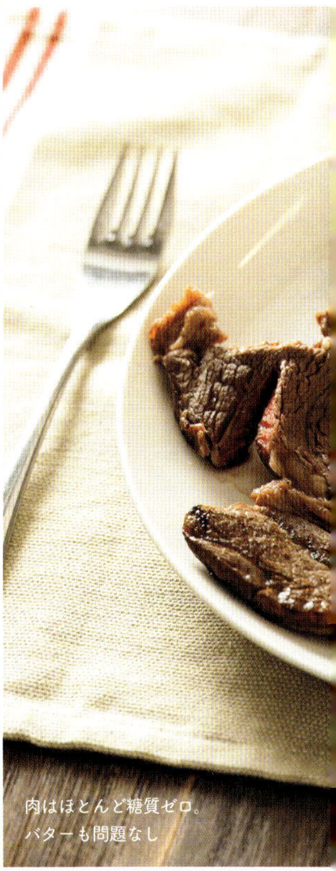
肉はほとんど糖質ゼロ。
バターも問題なし

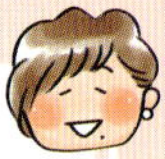

やったこと1

調味料を糖質オフのものに替えた

まず、糖質が多い調味料を糖質オフのものにチェンジ。使う量は少しでも毎日のことだから重要。市販のドレッシングをやめて酢タマネギ汁を使ったり、焼肉は手作りのぽん酢で食べたり。味にもほぼ変化はなく、すぐに順応できました。オットは変えたのも気づかないほど。

調味料

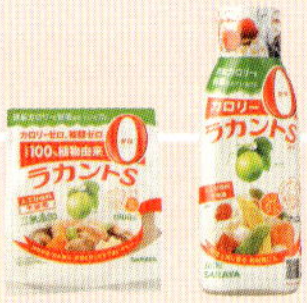

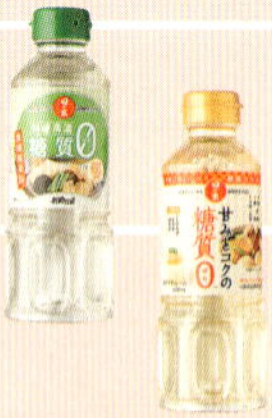

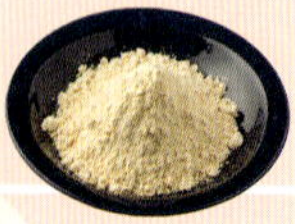

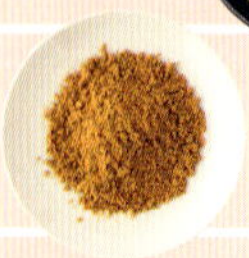

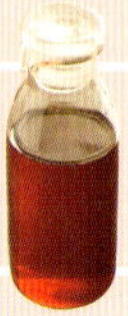

砂糖 →	糖質オフ甘味料	ラカントSは砂糖と同じ甘さと分量で使いやすい
料理酒 →	糖質オフ料理酒	お米から造る日本酒は糖質が多いので要注意
みりん →	糖質オフみりん	甘〜いみりん。糖質オフ商品なら大きな差に
小麦粉 →	大豆粉	大豆を粉にしたもの。小麦粉の代用に超便利
カレールー →	カレー粉	カレー粉から作るおかずやスープなら安心
ぽん酢しょうゆ →	自家製ぽん酢(P120)	市販品は糖質多め。カンタンなので手作りしよう

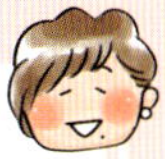

やったこと2

低糖質の食品に置き換えた

次に、主食を低糖質のものにチェンジしました。白米より玄米なら、よく噛むのと、消化吸収がゆっくりで腹持ちがいいから◎。雑穀米やもち麦を混ぜたりもして、少しずつ白米を減らしました。パンは市販の低糖質パンや、ホームベーカリーでブランパンに。麺は、おからパウダーをこんにゃくに混ぜた、市販の「糖質ゼロ麺」に。

主食系

パン	→ ブランパン	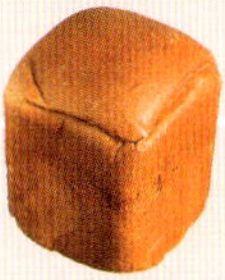	コンビニでも購入可。ホームベーカリーでも
パスタ うどん	→ 糖質オフ麺	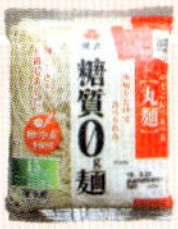	和洋中を問わず麺料理にアレンジして使える
ごはん	→ もち麦、玄米	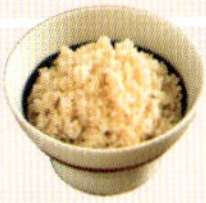	糖質の高い白米を減らし、もち麦や玄米に
	→ ゆでカリフラワー ゆでブロッコリー	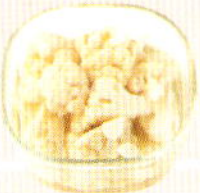	カサがあり食べごたえのある野菜は腹持ち◎
	→ 野菜炒め	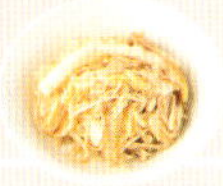	シンプルな野菜炒めもごはん代わりに最高
	→ いり豆腐		豆腐をパラパラにいるとチャーハンみたいに

その他
置き換えたもの

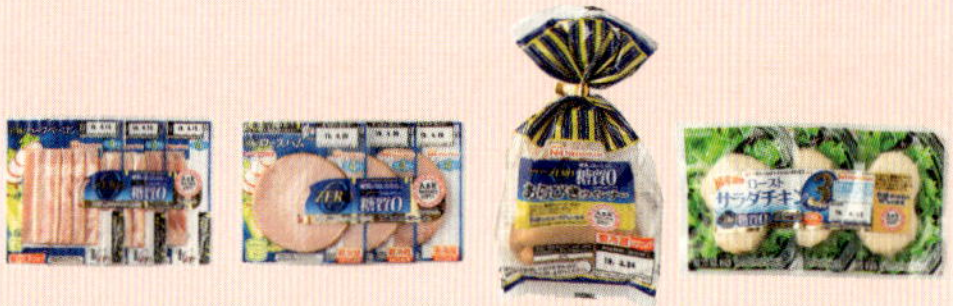

肉加工品 （ハム、ベーコン、ウインナ、サラダチキン） →	糖質オフのもの	手軽なおかずの代表格も糖質オフ商品が安心
パン粉 →	糖質オフのもの	低糖質パンと同じ材料から作られたパン粉
焼き鳥のたれ →	塩	焼き鳥を食べる時は甘いたれではなく塩で
シュウマイや餃子 →	個数を制限、皮を野菜に	皮も小麦製品。白菜やキャベツで代用できる
お好み焼きの生地 →	卵	卵とキャベツだけでふんわりおいしく作れる
ポテトサラダ →	おからサラダ	味も作り方もじゃがいもとおからでほぼ同じ
ジュース、 スポーツドリンク →	フレーバーつき炭酸水	いろんなフルーツの風味があるから飽きない

控えたもの

ねりもの

糖質が高いねりものはウインナやサバ缶に

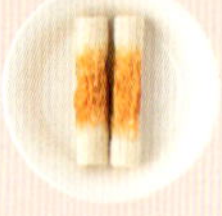

ちくわ

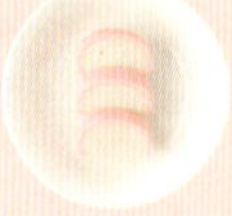

かまぼこ

いも類

いも類は糖質が高いので控えめに

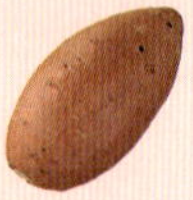

さつまいも

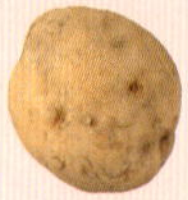

じゃがいも

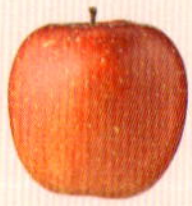

りんご

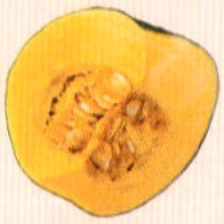

かぼちゃ

糖度の高い野菜・果物

置き換えられない時は控えめに食べます

積極的に摂るようになったもの

きのこ

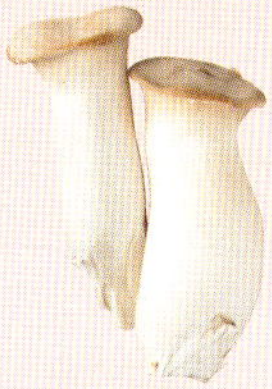

食物繊維が不足しないよう、きのこで補給

海藻

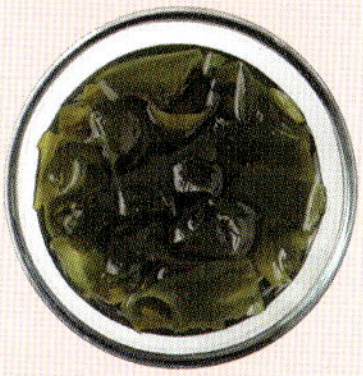

カサ増しに便利だし腸内環境を整えてくれる

こんにゃく

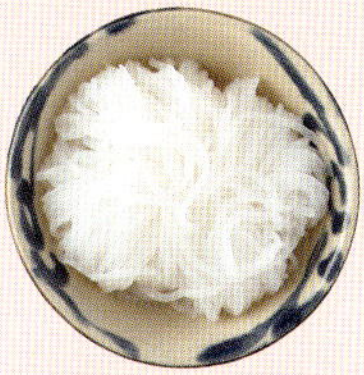

便秘解消対策のしらたきは麺の代わりにも

プレーンヨーグルト

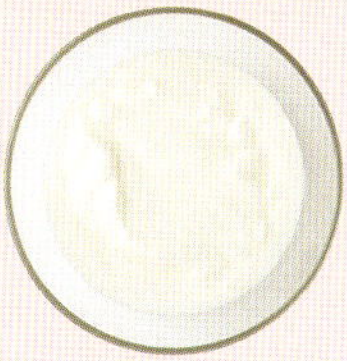

より糖質の少ないプレーンなものを食べます

良質な油

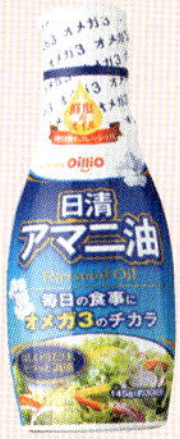

ほぼ糖質ゼロ。使い分けて風味を楽しみます

完全にやめるものはないから辛くなかった

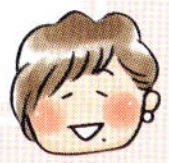

完全にやめたものはなく、控えたり、置き換えただけ。おかげでストレスなく、続けられました。糖質オフは便秘になりやすいので、以前より積極的に摂るようになったものも。そのおかげか、特にならずにすみました。糖質を減らすと頭がぼんやりするなどの影響があると聞いていたのですが、オットもワタシも特に感じず。以前よりお腹がすかなくなったのも不思議。

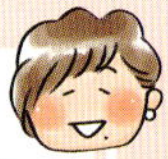

やったこと3

糖質オフの作り置きをおうちごはんやお弁当に活用

以前からやっていた作り置き。糖質オフメニューに切り替えて、月曜日に2～3時間集中して約3日分作り、おうちごはんとお弁当に活用。週末は、ちょこちょこカンタンなものを作って補っています。頑張らないのが続けられるコツ。ワタシの作り置きは、ほぼ3ステップ以内のカンタンレシピです。完成形のお

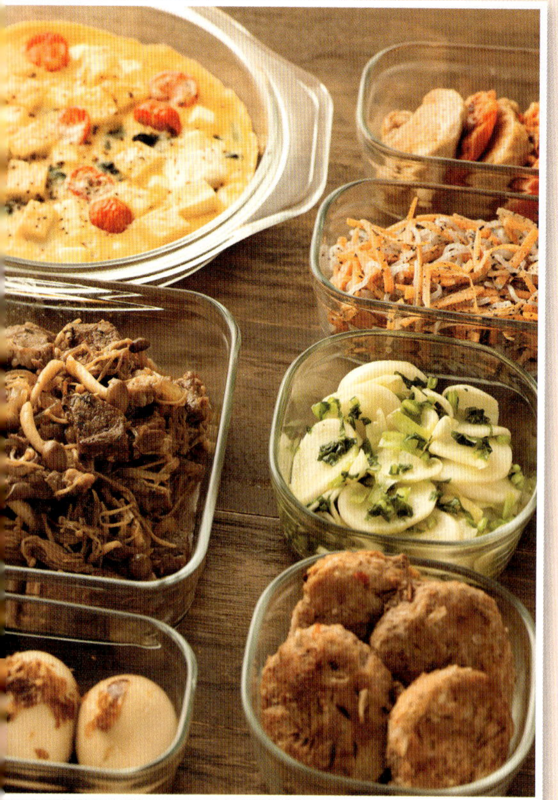

一度にだいたい、メイン3品、サブ6品、卵1品くらいのおかずを作る

かずにしなくても、下味をつけておく、切っておく、ゆでておくだけでも、そのあとがグンとラク。習慣化すると時間配分もできるようになるし、品数も増やせるようになる。チャレンジして損はないですよ。

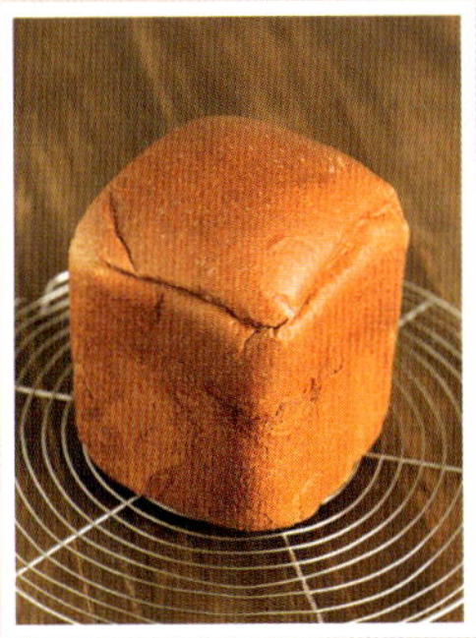

作り置きのおかずと一緒にブランパンもホームベーカリーで焼く

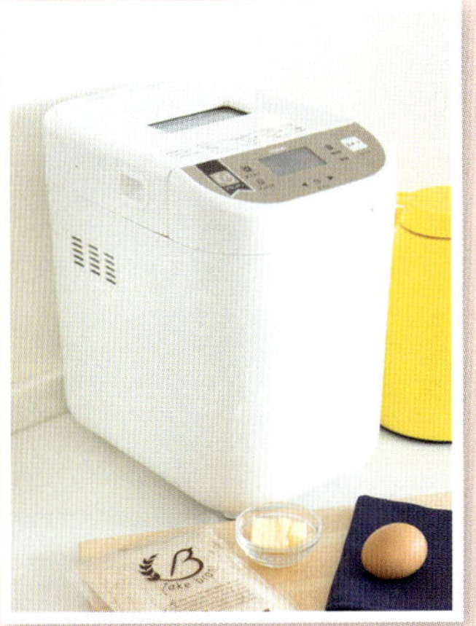

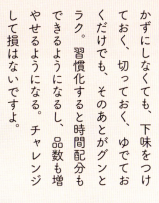

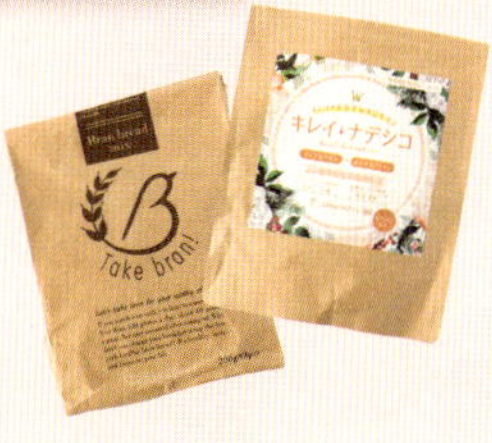

粉は糖質オフのパンミックスを使用。フレーバー付きのプロテインも入れて

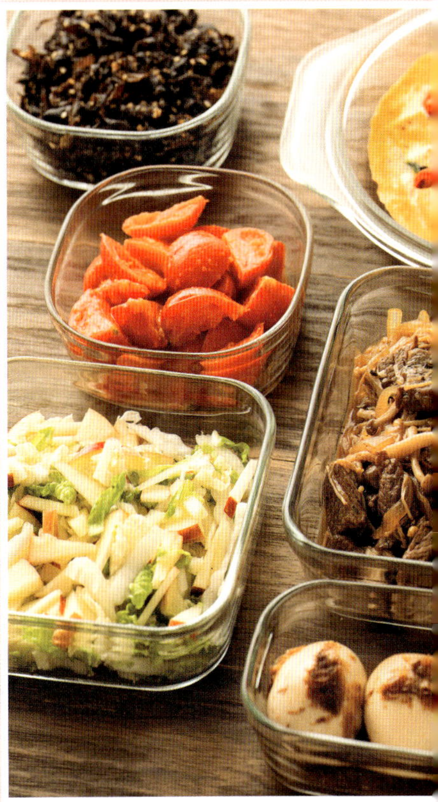

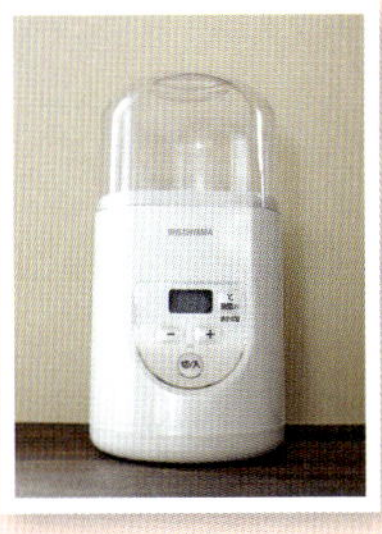

お通じが良くなるヨーグルトもメーカーで自家製。ガセリ菌入り

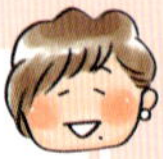

やったこと4

3食、おかずしっかり。特に昼食をどう乗り切るかがカギ

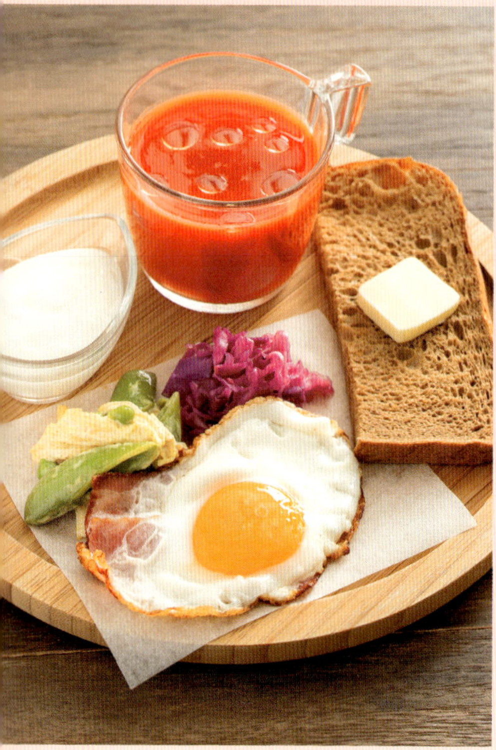

1食抜くと、次の食後に血糖値がグンと上昇して太りやすい。だから3食しっかり食べます。そして重要なのは、昼食。外食に頼りきりになると、糖質のコントロールが難しい。だから、糖質オフのおかずをお弁当にして満足できる工夫をしています。

朝食

ブランパン、トマトジュース、ヨーグルト、卵が定番

朝は、ブランパン1/2枚に、スープ代わりに温めたホットトマトジュースにアマニ油を垂らしたものと、ガセリ菌入りヨーグルト、卵でたんぱく質を補います。お弁当用の作り置きのおかずを少し足したりします。

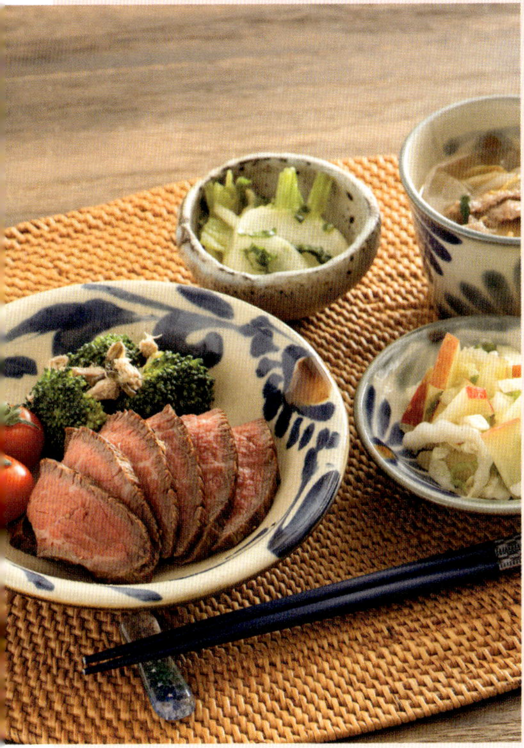

夕食

作り置きのおかずに、具だくさんのみそ汁

夜も作り置きのおかずから、お昼とかぶらないものを。メイン（肉か魚）と副菜2～3品、プラスごはんがなくても空腹を感じないよう具だくさんのみそ汁を。寝る3時間前には食べるように気をつけています。

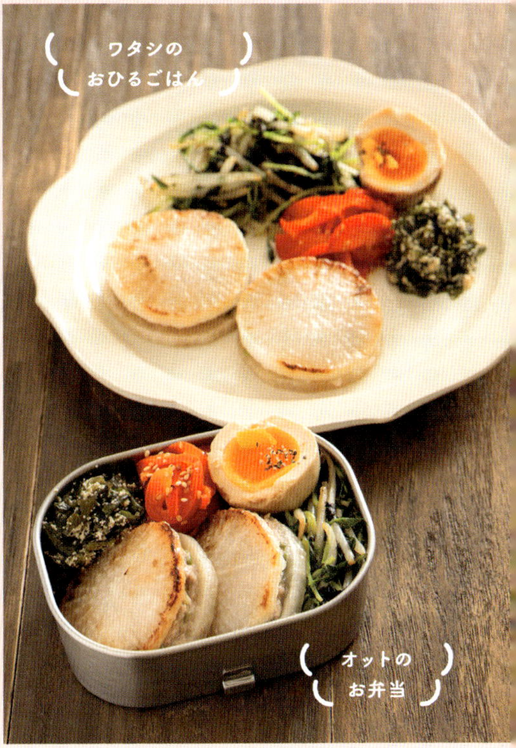

昼食

オットにはお弁当にして、夫婦同じ糖質オフのおかずを

オットには糖質オフのお弁当、ワタシも同じおかずを食べてます。昔はこれに、プラス白いごはんだったけれど、だんだんなくても満足できるように。具だくさんのスープや、オヤツを添えたりする時もあります。

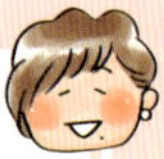

やったこと5 外食の時は選べばOK

外食も、糖質の低いものを選んで食べればOK！　休日にはごほうび的に外食を。定食を選べば、糖質が多めのごはんを最初から減らしてもらえたり、自分のペースで量を調整できる。全国チェーン店やファミレスには糖質オフメニューもたくさん。それを探して食べるのが、二人の新たな楽しみになりました！

定食なら、ごはんは減らして。おかずはOK

これだけ ×

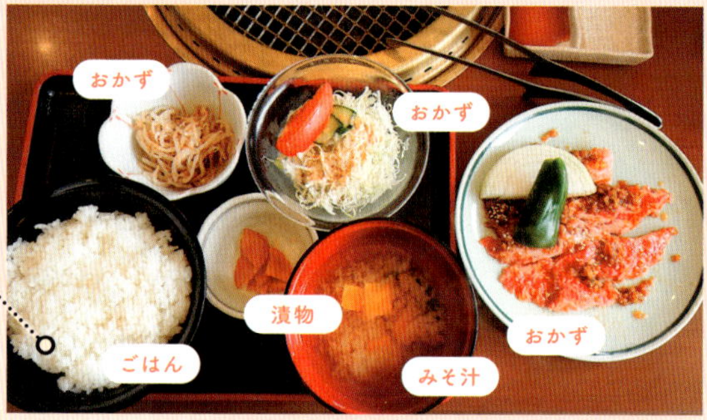

他は全部 ○

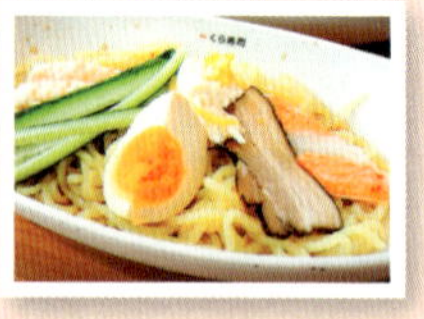

糖質オフ麺の冷やし中華は、大ヒット

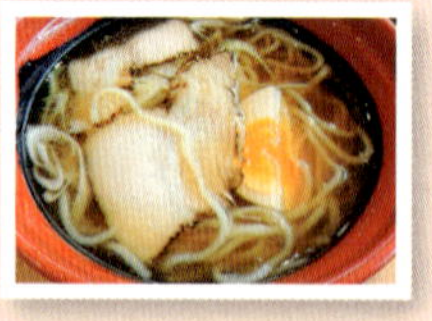

糖質オフのラーメンもあってうれしい！

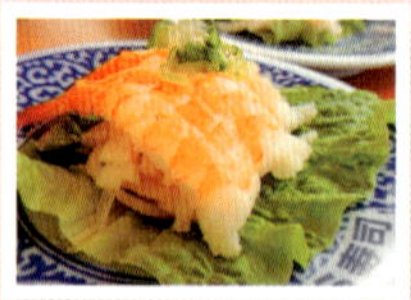

シャリが野菜になった寿司も結構イケる

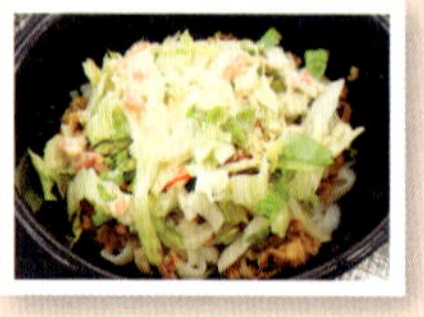

ごはん代わりにこんにゃく麺のレタス牛丼

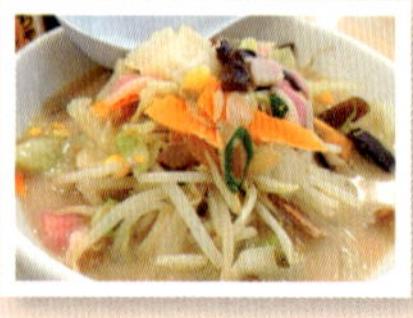

麺なしちゃんぽん風野菜スープでおなかいっぱい

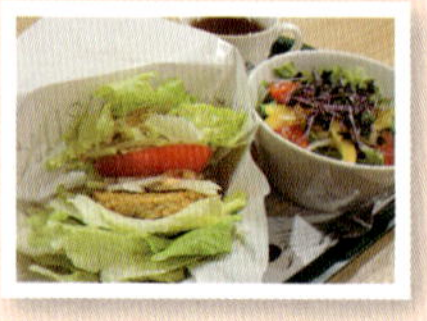

バンズがレタスになったバーガーもある

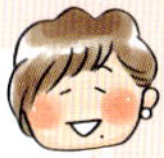

やったこと6

オヤツも糖質オフにチェンジ

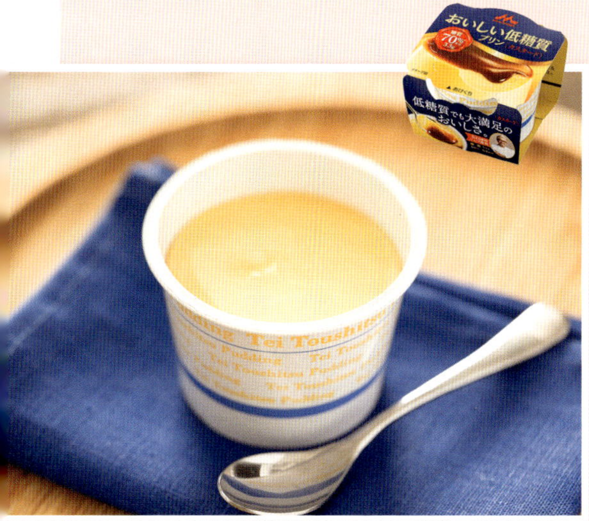

有名パティシエ推奨のプリン。抹茶味もある

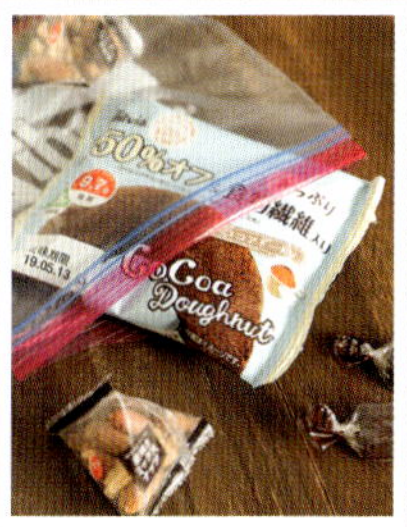

袋に詰める1回分のオヤツ。お弁当に添えて

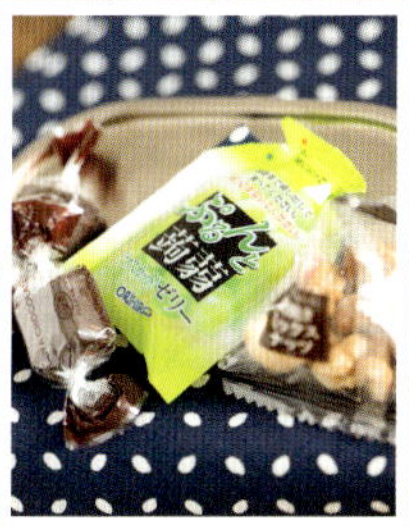

こんにゃくゼリーは片手で食べられて便利

糖質制限は、あくまでも「糖質」の「制限」です。だから甘いものを食べちゃいけないわけじゃない。最近では市販の糖質オフ製品も増えて、ハイカカオのチョコや素焼きのナッツ、こんにゃくゼリーなど、空腹感を減らすアイテムは豊富。ときどきは手作りのものも添えて。

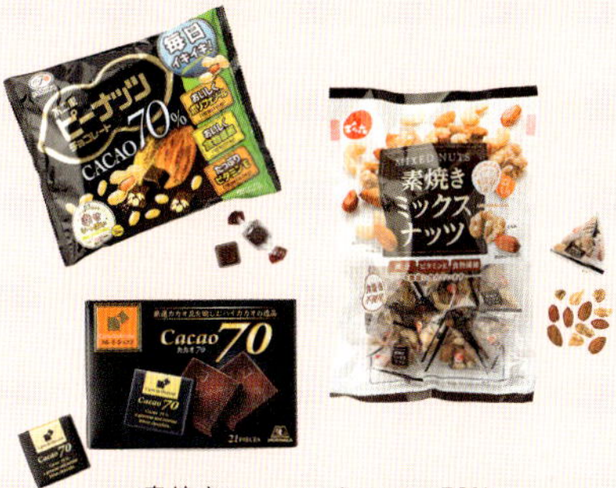

素焼きのナッツやカカオ70%のチョコ。左下のハイカカオは一番おいしい！（個人的感想）

Diet

POINT / 1

『食べたくなったら ガマンしない』

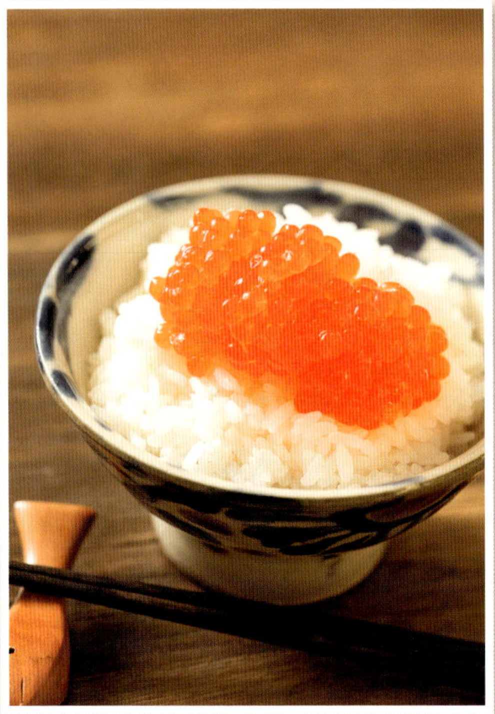

大好きな筋子ごはんも食べたい時は食べる。お酒も選んで飲めばもちろんOK！

大切なのは楽しく続けること

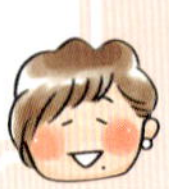

絶対に食べちゃダメなんてものはないのです。無理しない。ガマンしない。糖質オフしたくない時はやらない。多少の糖質なら大丈夫。続けてさえいればまた減るから。友達との食事も普通に行きます。オットはお風呂上がりにアイスを食べたりしています。だから、やめたいとかもう限界とか1日も思わずにすみました。無理は禁物！ ガマンは挫折の元!!

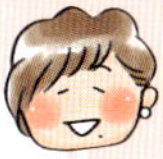

Diet

POINT / 2

「おうちBBQでストレス解消！」

休日のお楽しみイベント

ダイエット中だからお肉はちょっと…じゃ筋肉落ちちゃいますよ！　筋肉落ちたらヤセにくくなっちゃいます。糖質的に焼肉はOKなので、家の敷地内でやる「おうちバーベキュー」が楽しくてハマりました！　おかげで休日の外食の回数も自然にグッと減りました。

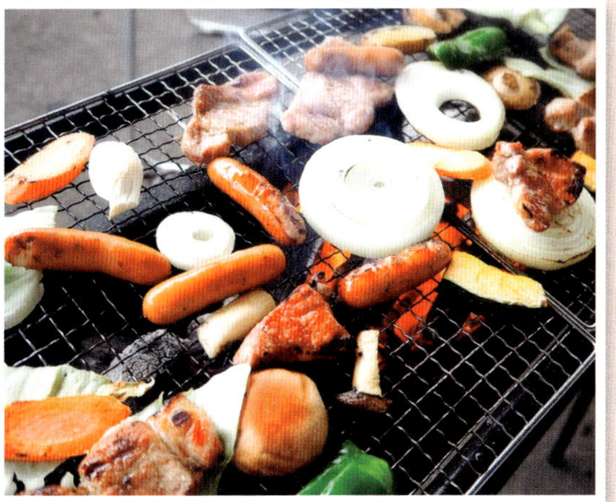

休日は炭をおこしておうちバーベキューが定番に。趣味だった食べ歩きがこれに変わった

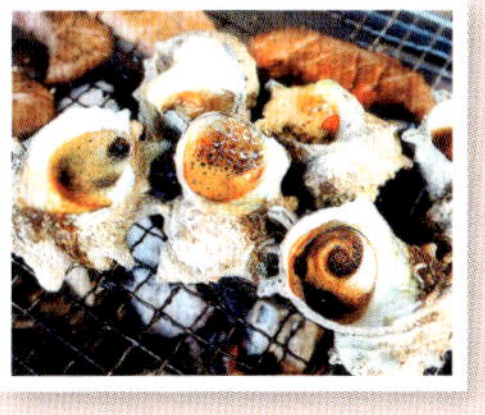

産直の海鮮やコストコで買う大量の牛タン、家庭菜園の野菜など

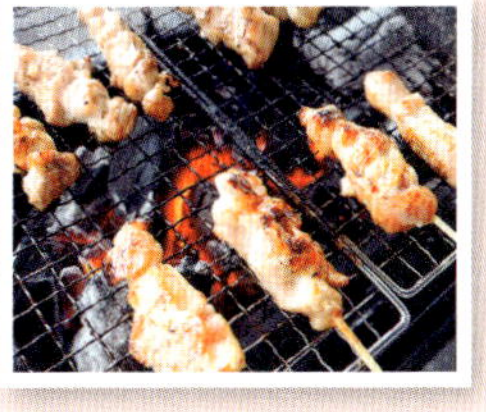

塩こしょうやレモン汁などシンプルな味でお肉の味を堪能している

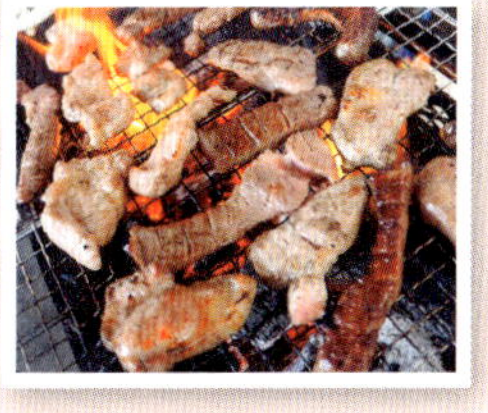

焼肉のたれは糖質多め。自家製ぽん酢（後述）で

Diet
POINT / 3

『誰かと一緒にやると楽しい』

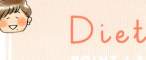

競い合うと楽しい。励みになる

夫婦二人で始めたことがなんといっても長続きの秘訣だったと思います。毎日競うように体重計に乗って褒めあったり悔やしがったり。相手が頑張っているとこちらもやめられません。

外食の糖質オフメニュー探しやおうちバーベキューなど、新しい夫婦共通の楽しみができたのもダイエットのおかげです。

そもそも夫婦や家族で始めれば食事をそれぞれ変えなくてもいいので、めんどうなくスタートできます。でも、強制はダメ。もし相手がやる気にならないなら、調味料やおかずの食材でひそかに糖質オフするなんて方法もあり。または友達を誘ったり、SNSで仲間とつながってもいいかもしれませんね。

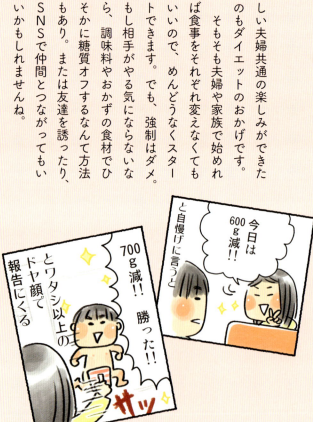

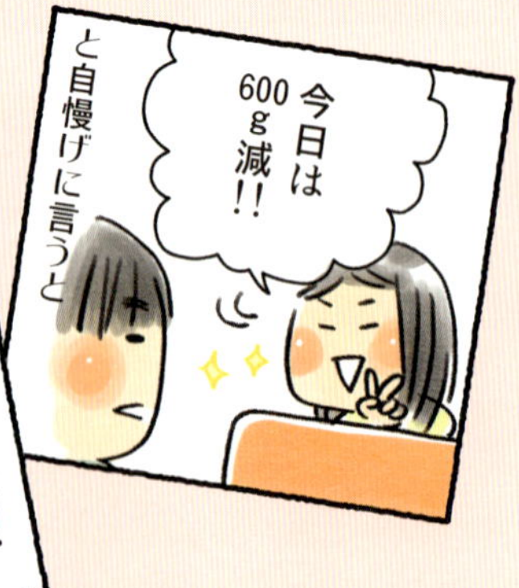
今日は600g減!!
と自慢げに言うと

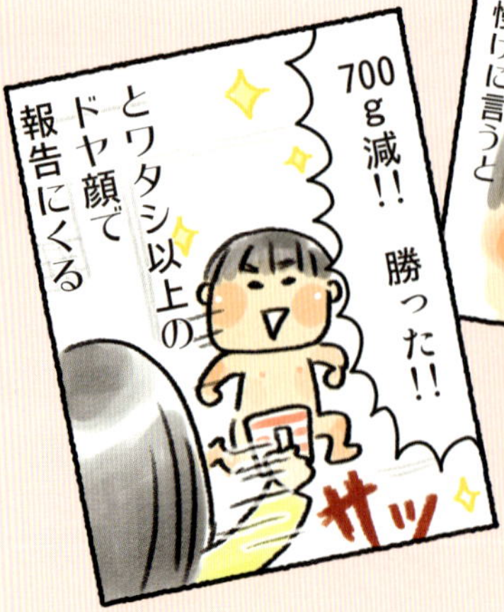
700g減!! 勝った!!
とワタシ以上のドヤ顔で報告にくる
サッ

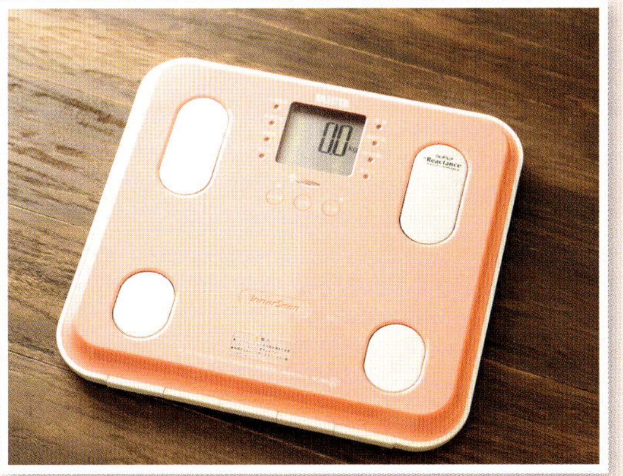

愛用の体重計。これに毎朝乗るのが楽しみに！

Diet

POINT / 4

『毎日必ず体重測定！』

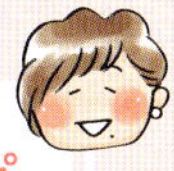

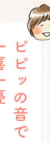

ピピッの音で一喜一憂

糖質オフは結果が出るのが早い！　始めると確実にググッと体重が減っていきます。前日に何を食べたか、どう行動したかがダイレクトに数字に表れてくるので、必ず毎日、同じ時間に体重を測定してみて！　そしてメモ程度でも書き留めておくことをオススメします。見返すと励みになります。

　体重が減ってくると、いつの間にか体重測定が、ダイエットのモチベーションアップのひとつになって、体重計に乗ることを決め事にしなくても、乗るのが待ち遠しくなりますよ！　趣味＝体重測定みたいな（笑）。そして、だんだん何をしたら増えるか減るのかもつかめてきますよ！

Diet

POINT / 5

『1か月は続けてみる』

Part.1

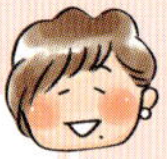

体重が落ちるのが楽しくて続けられる

まずはお試し気分で1か月、軽い気持ちでやってみよう！　1か月って、長そう？　大丈夫。5日続いたら体重が落ちてくるのが楽しくて、その先はあっという間！　そして3か月続いたら食べる量も味覚も変わってきて体質改善にもつながります。

「どうせやめたら元に戻るでしょ」って言われますが、やってみてから言ってほしい（笑）。糖質オフの食事も生活も当たり前になって習慣として定着します。

何度も言うけど、すべては「楽しい」と思うこと。思おうとしなくても体重が減ると楽しくて！　太っている人ほど体重が落ちる楽しみがある。モデル体型は目指さなくていい。体がラクで健康ならそれが一番。

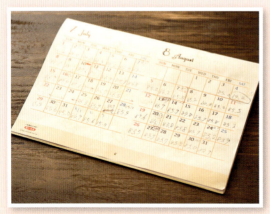

オットの体重記録はごく普通のカレンダーに。ベスト体重の日は花まる

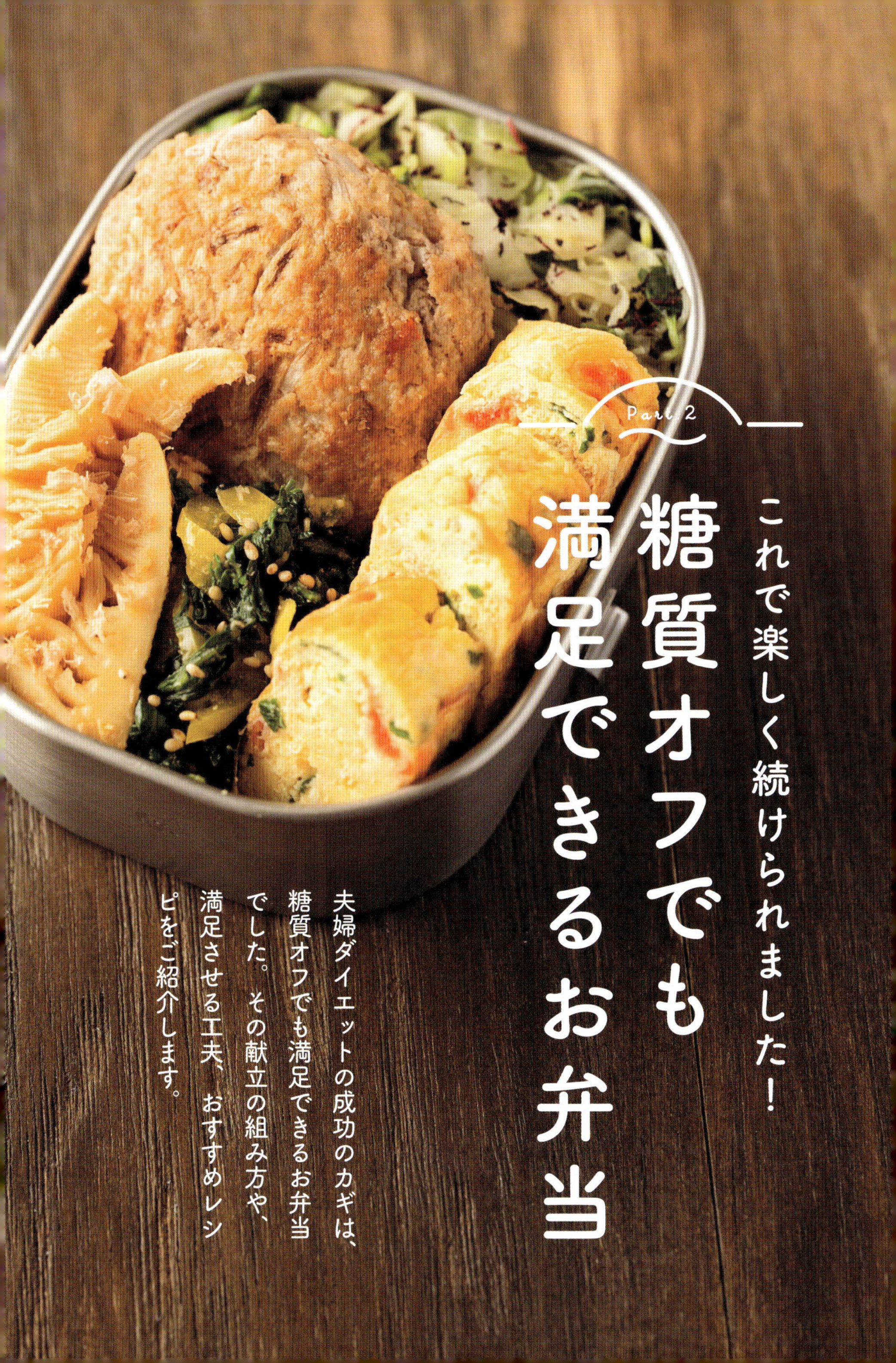

Part.2

これで楽しく続けられました！

糖質オフでも満足できるお弁当

夫婦ダイエットの成功のカギは、糖質オフでも満足できるお弁当でした。その献立の組み方や、満足させる工夫、おすすめレシピをご紹介します。

お弁当ルール

糖質オフでも満足させる

お弁当の献立

楽しく続けるためには、糖質オフでも満たされる工夫が大切！　ポイントは、満足感を得られる味つけ、腹持ち、見た目。そしてほんの少しの愛情注入（笑）。これで無理なく糖質オフできる。

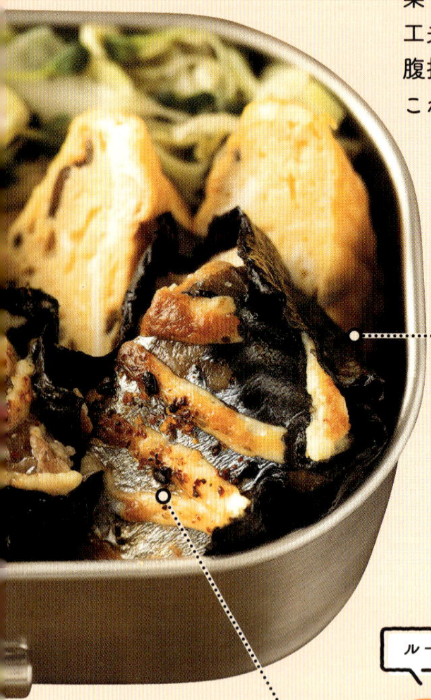

Part.2

ルール

1 好きなものしか入れない

今使っているのは幼稚園児サイズのお弁当箱。この小さい空間に嫌いなものが入っていたら凹みます。大嫌いなものは潔く選択肢からはずして、あまり好きじゃないものは、大好物に似せて味や食感を工夫します。

ルール

2 メインおかずはこってり満足感

肉か魚を使ったメインのおかずを、作り置きから1品入れます。肉も魚もほぼ糖質ナシだからドーンと入れちゃってOK。味は甘辛やマヨネーズ、チーズなどオットが好むこってり系に。

ルール

3 ごはんがわりに野菜炒め

糖質オフには、ごはんを控えるのが一番簡単。代わりに野菜炒めにしてみたら「いい！ お腹がすかない！」と好評で毎日の定番に。実は、オットは野菜ギライで苦肉の策だったのですが思いがけず大ヒット。

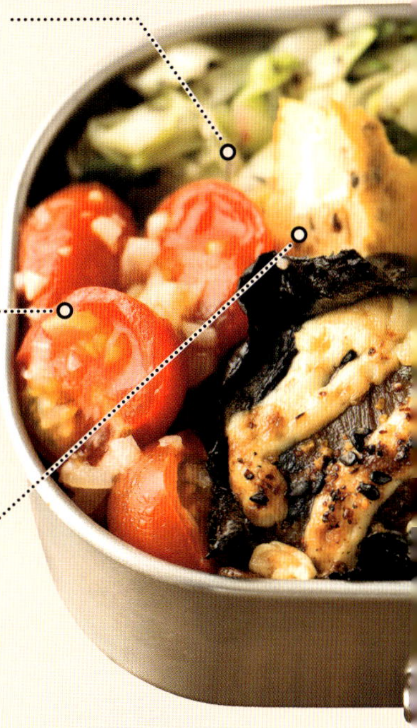

ルール

4 副菜の味つけは差をつける

少量でもおかずの品数を減らしすぎない。これも満足度アップのコツ。副菜は作り置きの中から2～3品、選んで入れます。メインのおかずと味や色みがかぶらないように。副菜同士も味と色のバリエをつけて。

ルール

5 卵は、具入りがいい

卵のおかずはほぼ毎日。作り置きできる味玉はもちろん、玉子焼きも前の晩に作っておく。ベースを薄めのシンプルな味にして、その日、冷蔵庫にあるものを具に混ぜます。いつも違う味になるから飽きません。

お弁当ルール

オットのお弁当箱の大きさと ごはんの量は 少しずつ減らしました

かつてオットのお弁当には山盛りいっぱいのごはんが。
それが徐々にお弁当箱が小さくても満足できるようになり、
最終的には「ごはんを抜いてみたい」と本人から申し出が。

2週間後

お弁当箱を
幼稚園児
サイズに！

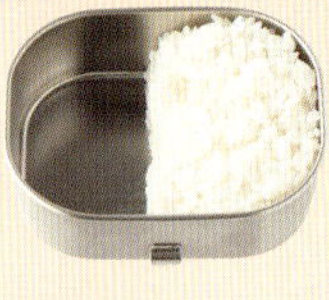

お弁当箱
360ml

白米＋雑穀・
もち麦など
130g

2週目からは毎週ごはん
を10gずつ減らしました

Start

ダイエット開始時
ワタシのお弁当箱に
チェンジ

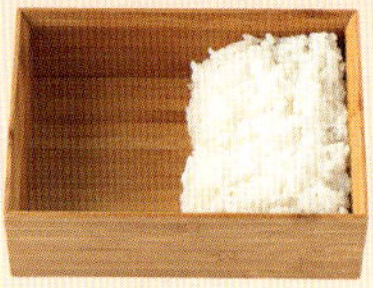

お弁当箱
450ml

白米＋雑穀・
もち麦など
140g

白米にもち麦
を混ぜて……

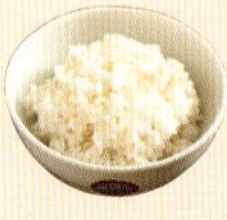

Before

モリモリ食べてた
ダイエット前

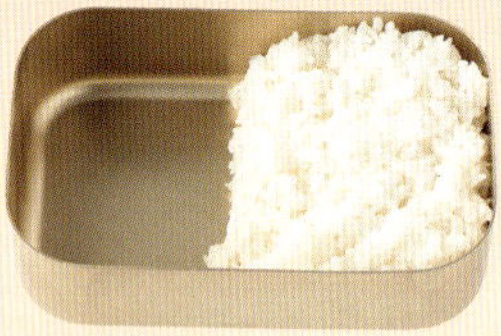

お弁当箱
700ml

白米
250g

始める前は、丼1杯分の
ごはんでした

無理しない範囲で、コツコツと！

白米にもち麦を混ぜたり、肉巻きおにぎりにして、ボリューム感を出しつつ、ごはんの量を減らしました。6週間後には「ごはんナシでもイケる！」との本人の宣言で、野菜炒めに移行！あくまでも本人のペースで。

お気に入りのお弁当箱（360mℓ）

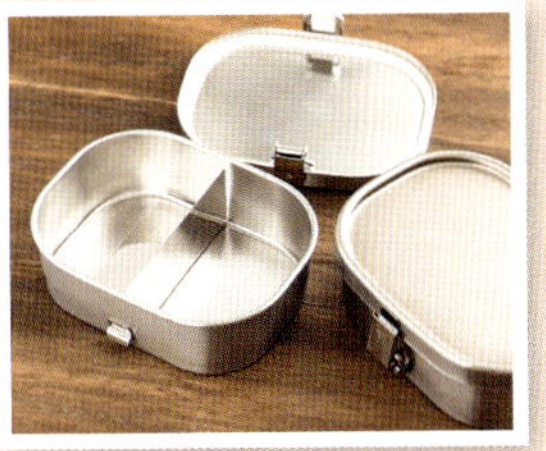

においもつかず、漏れもないし、食洗機も使える！ 工房アイザワの角型ランチボックス。

4週間後

ごはんをさらに減らして…

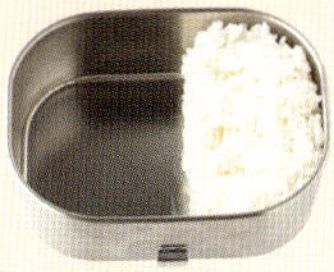

お弁当箱
360mℓ

玄米のみ
100g

玄米でさらにヘルシーに！

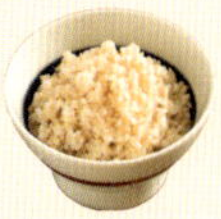

5週間後

オットのリクエストにより一口だけ！

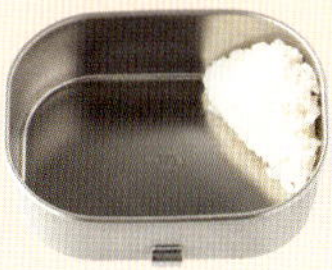

お弁当箱
360mℓ

玄米のみ
30g

オットは、体重が減っていくのが楽しかったみたい

6週間後

ついにごはんなしに！

お弁当箱
360mℓ

ごはん
0g

お弁当に添えたスープやオヤツ（後述）も助けに！

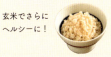

お弁当ルール

味つけ&ボリュームUPで 満足させる工夫

量が減ったり、ごはんが減っても、満足できるように
腹持ちや味つけの工夫をしました！

工夫 1 「野菜炒め」で腹持ちさせる

野菜を炒めるとびっくりするほど大量に食べられます。食物繊維が多いため、お腹がいっぱいになるし、油を使うから満足感もある。野菜の組み合わせや、油を替えたり、仕上げに加える調味料次第でまったく別ものになるから全然飽きない。

CHECK

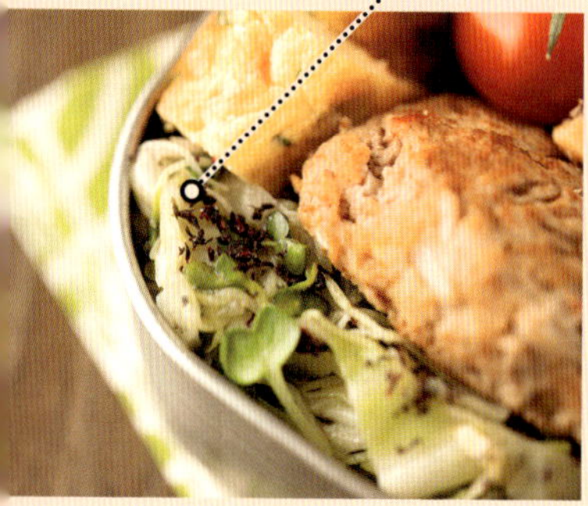

キャベツ・もやしなど、主張しない野菜に、えのき・大葉など、カサ増し・アクセントになる野菜をプラス

工夫 2 カサ増し食品でボリューミーに

きのこや海藻、こんにゃく、大豆製品は、カサ増し食材としてメインのおかずに混ぜたり副

きのこの中でも、しめじやえのきは、カットに手間取らず、メインのおかずに絡みやすいのでよく使います。食感を変えて飽きさせない工夫のために、複数のきのこを使うことも。

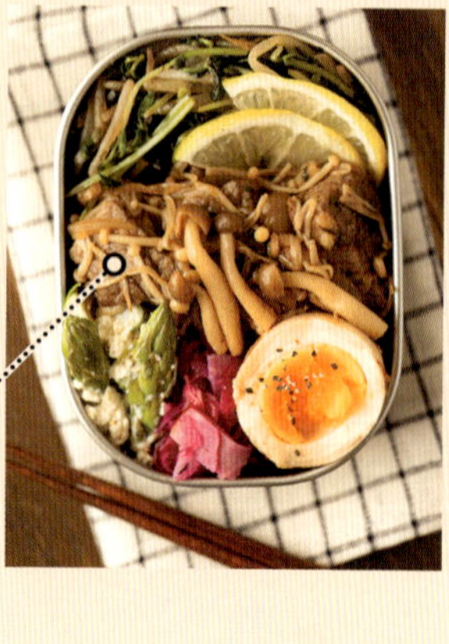

CHECK

工夫

3 味つけをしっかり変えて飽きさせない

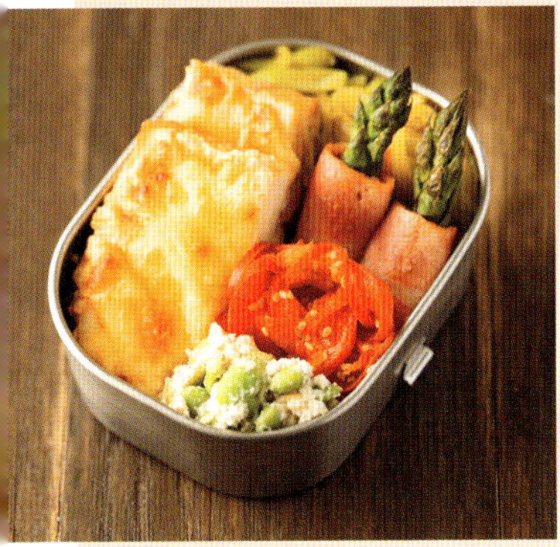

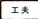

お弁当を詰める時、おかずの味がかぶらないように気をつけます。これだけで「食べたなー」感が倍増！　ピリ辛、カレー味など、なるべくしっかりした味で変化を。同じ塩こしょうでも、油をごま油やオリーブオイルに替えるだけでもだいぶ違います。

おすすめしっかり味

- カレー粉
- ゆかり
- 乾燥ゆず皮
- のりフレーク
- マヨネーズ
- 粉チーズ
- クリームチーズ
- しょうがだれ
- ねぎだれ
- みそ
- ぽん酢
- ごま油

菜にすると、ボリュームアップ効果バツグン。特にきのこや海藻は食物繊維もたっぷりで腹持ちにも貢献してくれます。ただこんにゃくや大豆製品は、腹持ち効果はちょっぴり下がります。

カサ増し・腹持ち効果表

	カサ増し効果	腹持ち効果
きのこ	○	○
海藻	○	○
おから	○	△
こんにゃく	○	△
豆腐	○	△

お弁当ルール

見た目にも食欲がわく工夫

同じおかずでも形を変えたり、詰め方でおいしそうに見せたり
あの手この手で飽きさせない工夫をしています

工夫 1 照りや最後のトッピング

お弁当箱を開けた瞬間に「おいしそう。食べたい」と思ってほしい！　だから、こんがりほど良い焼き色やつやつやした照りを大切に。仕上げにブラックペッパーやごまをパラパラふるだけでもおいしそうに見える。糖質オフしていることを忘れてもらえるように。

CHECK

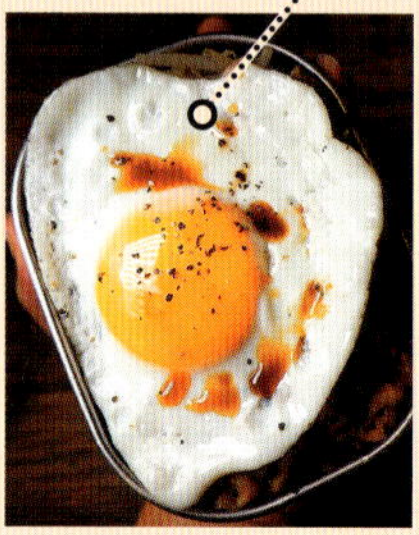

目玉焼きも食欲をそそる一品

お肉や魚のおかずに照りを出す

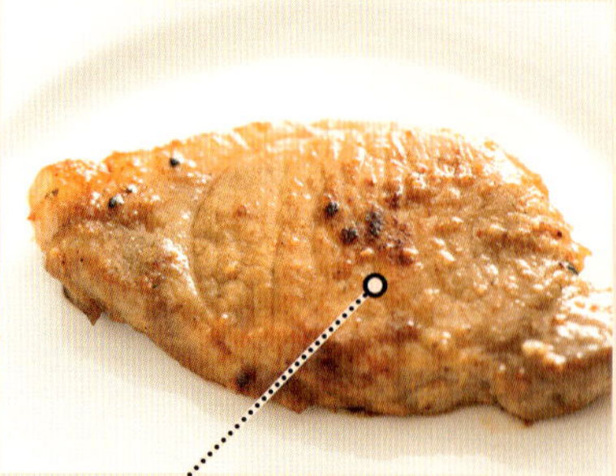

CHECK

CHECK

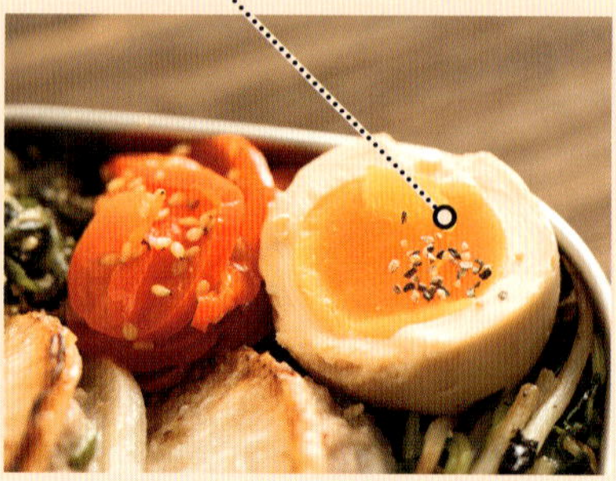

最後に、ごま、ブラックペッパーのひとふりを

工夫

2 形・大きさを変えて変化を出す

同じ材料、味つけでも形を変えるだけで新鮮！ たとえばハンバーグ。小さくすれば肉団子、中サイズならつくね風。鶏肉も大きいまま焼けばソテーだし、小さく切って焼けば焼き鳥風に。野菜や卵料理も、切り方を変えると食感も変わります。

CHECK

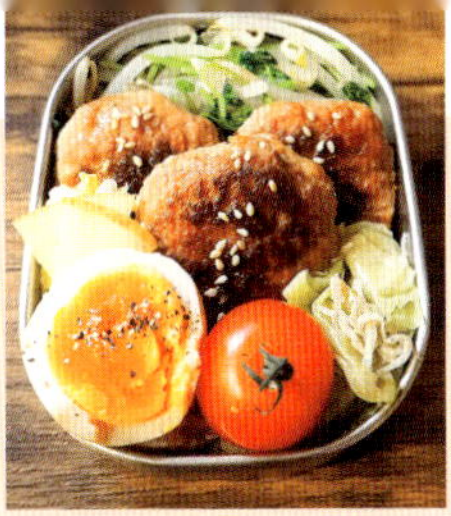

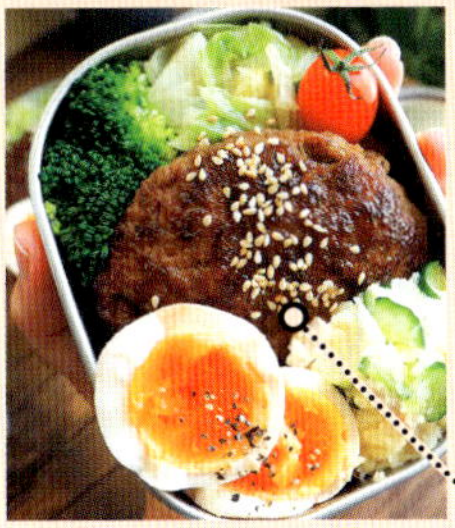

ハンバーグの大きさを変えて1個にしたり3個にしても印象が変わる

工夫

3 詰め方でおいしそうに見せる

野菜炒め→メインおかず→サブおかずの順に詰めていき、最後にすき間うめ食品でいろどりを足すときれいです。そしておかずは横組みにしたり縦組みにしたりすると変化が。味が混ざらないようにカップに入れたり、野菜炒めは、ペーパータオルでよく水気をおさえてから詰めています。

CHECK

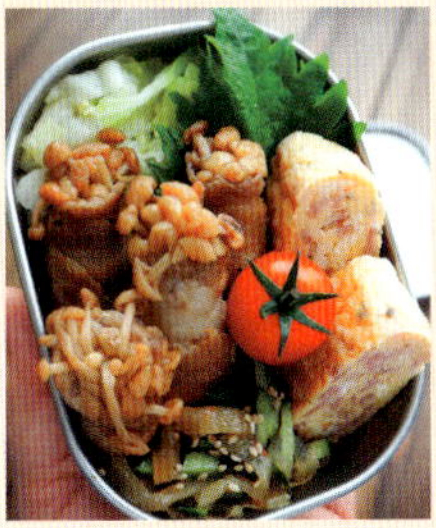

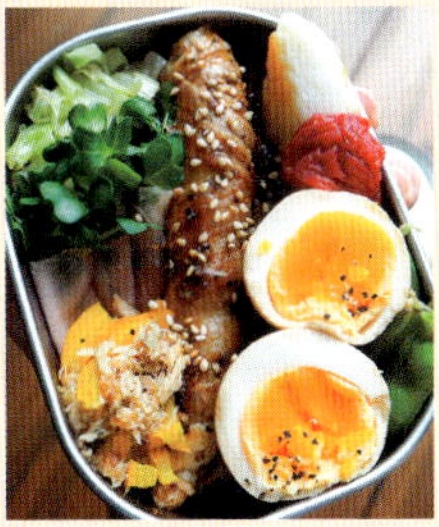

おかずは垂直に飛び出すように入れたり、大きいまま1本入れても迫力が

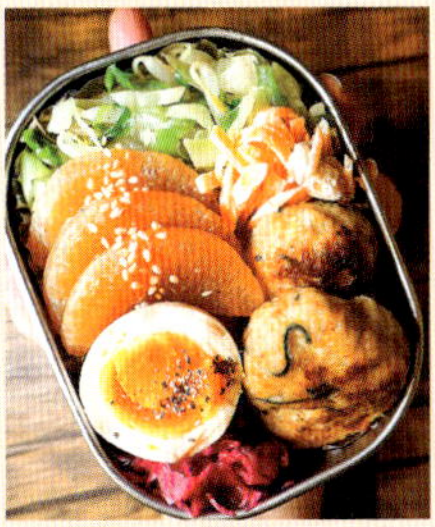

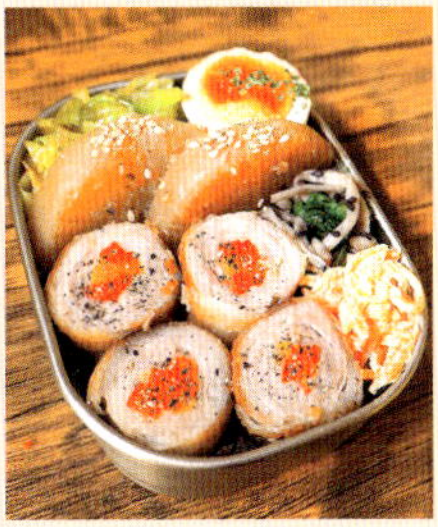

大根は、並べて整列させるとかわいい。または仕切りのようにも使える

糖質オフの満足弁当レシピ1

しゃきしゃきふわふわ もや辛バーグ弁当

オットのリクエストNo.1。
がっつり腹持ちさせるならコレ

詰めるだけ

メイン	もや辛バーグ
サブ1	春菊とパプリカの塩ごまナムル
サブ2	たけのこのおかかまぶし
卵	桜えびの玉子焼き
すきま埋め	ミニトマト

朝作ろう!

野菜炒め	キャベツとカイワレのゆかり炒め

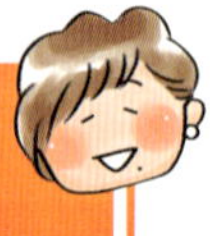

ゆきりち。ココがポイント

味つきのメインおかずで調味料なしでもイケる。糖質高めのソースやケチャップをつけなくてもすむよ! メインの辛、たけのこの甘、ナムルの塩と、味の変化を持たせて詰めました。たけのこの盛りつけに食欲をそそるワザあり。

オットの感想

幼少の頃より大好物のハンバーグの最新進化形がこれ! 午後の仕事もイチコロだ!

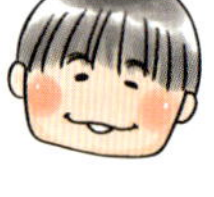

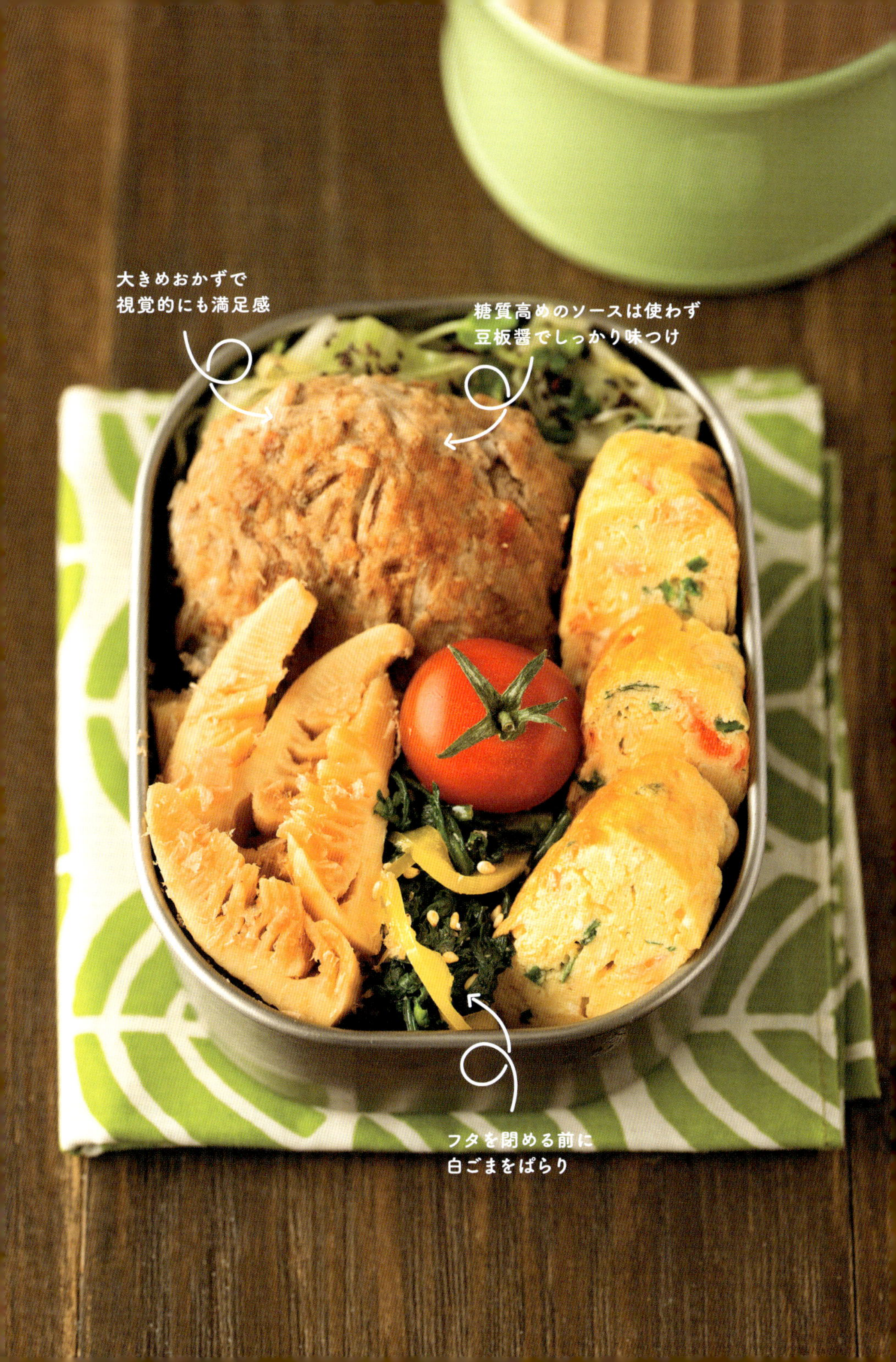
大きめおかずで
視覚的にも満足感
糖質高めのソースは使わず
豆板醤でしっかり味つけ
フタを閉める前に
白ごまをぱらり

もや辛バーグ

メインのおかず

もやしは余裕があったらヒゲ根を取るのがベスト

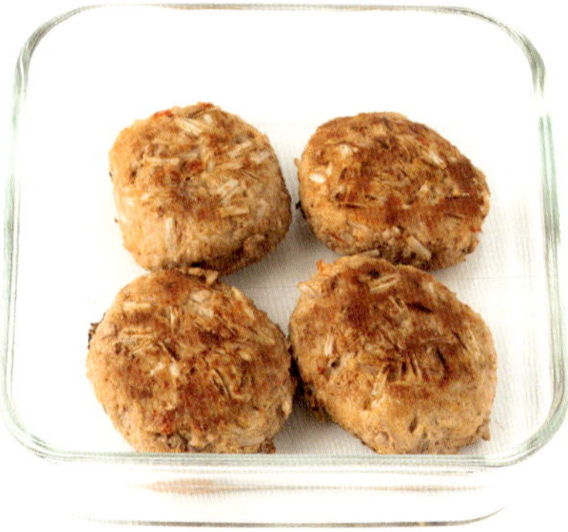

材料（2人分）

もやし…100g
★合いびき肉…200g
★溶き卵…1/2個分
★片栗粉…大さじ1
★豆板醤…大さじ1/2
★にんにくチューブ…小さじ1/2
★塩…小さじ1/4
ごま油…小さじ1

作り方

1 もやしは1cm幅くらいにザクザク切る。
2 ボウルに★を入れてよく練り混ぜ、1も加えて混ぜ合わせたら、お好みの形に成形する。
3 フライパンにごま油を熱し、2を並べて焼く。焼き色がついたら裏返し、フタをして火が通るまで3〜4分蒸し焼きにする。

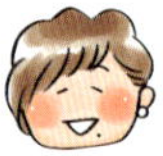

好きな大きさに成形してね（ハート形もオススメ！（笑）。辛さはお好みで調整してね。

春菊とパプリカの塩ごまナムル

サブのおかず1

パプリカの色は黄色でも赤でもお好みで

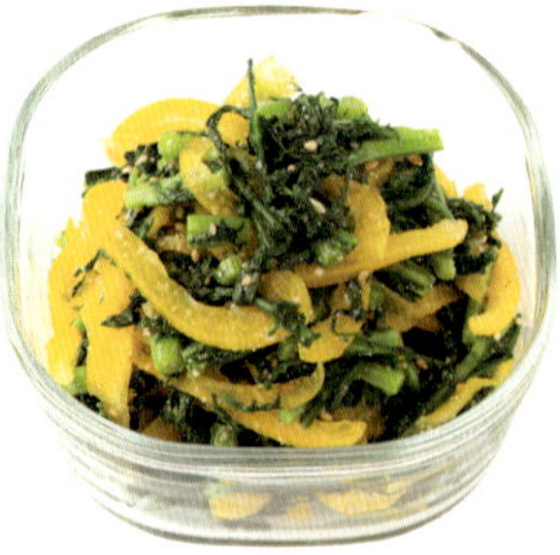

材料（2人分）

春菊…1束(150g)
黄パプリカ…1個
★白すりごま…大さじ1
★白いりごま…小さじ1
★ごま油…大さじ1
★塩…小さじ1/2

作り方

1 パプリカは薄切りにして、春菊はザクザク切り、サッと湯通しして、水気を切る。
2 ボウルに★を混ぜ、1を加えて和える。

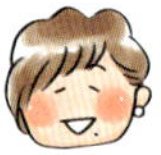

どちらも生食できる野菜なので、湯通しはサッとでOK。

たけのこのおかかまぶし

サブのおかず2

見た目も香りも、もちろん味もいい！

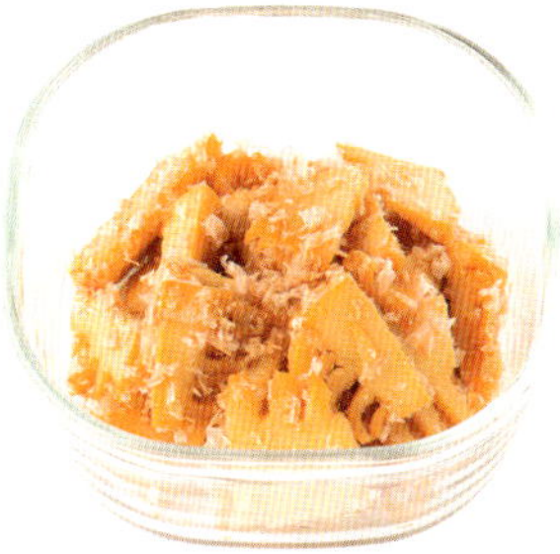

材料（2人分）

ゆでたけのこ…100g
だし汁…1/2カップ
しょうゆ…大さじ1/2
みりん…大さじ1/2
かつお節…適量（5gくらい）

作り方

1 たけのこは食べやすい大きさに切る。
2 鍋にだし汁と1を入れて熱し、煮立ってきたらしょうゆとみりんを加え、弱火にして5分ほど汁気を飛ばしながら煮る。
3 冷めたらかつお節をまぶす。

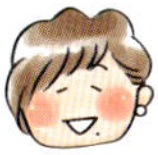

最後にまぶすかつお節はたっぷりがオススメ！ゆでたけのこは季節問わず手に入ります！

桜えびの玉子焼き

卵のおかず

具材を替えるだけ、切り方を変えるだけでまったく別の顔に

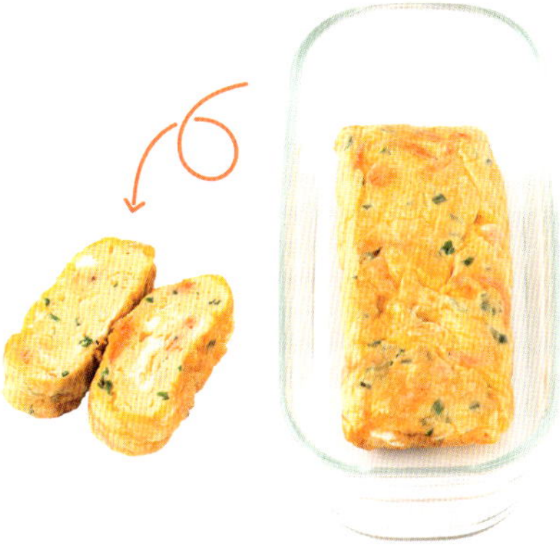

材料（2人分）

卵…2個
★乾燥桜えび…大さじ1
★万能ねぎ…1本
★マヨネーズ…大さじ1
サラダ油…小さじ1

作り方

1 万能ねぎは小口切りにする。卵は溶き、★を加えて混ぜる。
2 玉子焼き用フライパンにサラダ油を強火で熱し、1の1/3量を流し入れ、菜箸で向こう側にまとめる。あいたところに再び1の1/3量を流し入れ、半熟状になったら、手前に向かって巻く。卵を向こう側に寄せ、同様に残りの卵液を流し入れて焼く（形が崩れても、ラップで包んで、巻いて形を整えればOK）。

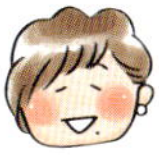

味つきの具材にすれば、あとは糖質の低いマヨネーズを加えるだけ。

糖質オフの満足弁当レシピ2

バジル香る大人のたっぷりビーフ弁当

ごはんナシでもビーフで
お腹も心もじゅうぶん満足

詰めるだけ

メイン	バジルチーズのサイコロビーフ
サブ1	アスパラのマヨ白和え
サブ2	紫キャベツとハムの甘酢サラダ
卵	おかか味玉
すきま埋め	レモン

朝作ろう!

野菜炒め	もやしと豆苗ののりしょうゆ炒め

オットの感想

自分的に黄金コンビな牛肉ときのこ。よくわかっていらっしゃる、とニヤリ。

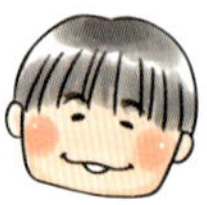

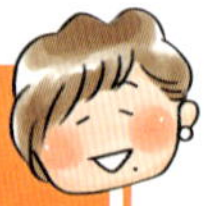

ゆきりち。ココがポイント

こってりメインとさっぱりサブおかずで味の変化を。牛肉は食物繊維たっぷりのきのこでボリュームアップ。味玉のブラックペッパーは見た目だけじゃなく、味のアクセントにも。「白菜ミネストローネ（P114）」とよく合います!

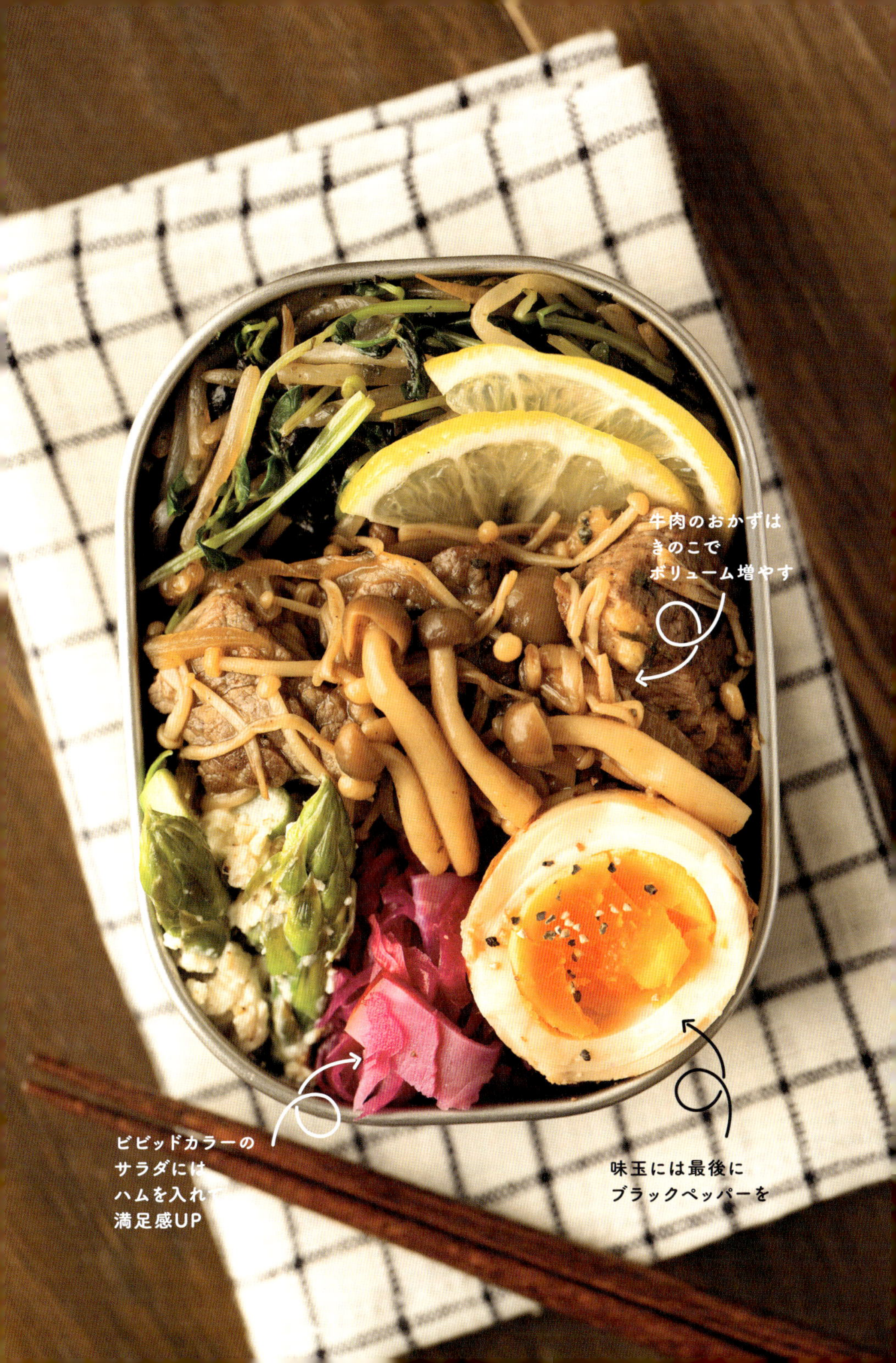
牛肉のおかずは
きのこで
ボリューム増やす
ビビッドカラーの
サラダには
ハムを入れて
満足感UP
味玉には最後に
ブラックペッパーを

バジルチーズのサイコロビーフ……メインのおかず

ほんのりバジルが、しゃれおつ（笑）

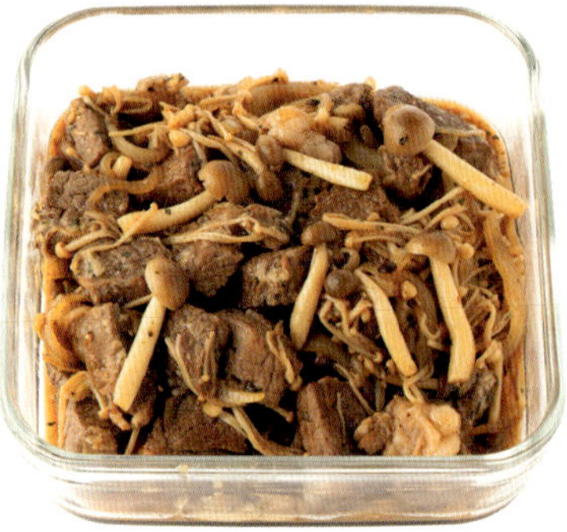

材料（2人分）

牛肉（ステーキ用など）…400g
しめじ…1パック
えのきだけ…1パック
玉ねぎ…1/2個
塩こしょう…少々
オリーブオイル…小さじ1
★しょうゆ…大さじ1
★酒…大さじ1
☆乾燥バジル…小さじ1/2
☆粉チーズ…大さじ2

作り方

1 きのこは石づきを除いて裂き、玉ねぎは薄切り、牛肉はサイコロ状に切り、塩こしょうをふる。
2 フライパンにオリーブオイルを強めの中火で熱し、牛肉を入れて焼き、焼き色がついたら取り出す。
3 2のフライパンにオリーブオイル少々（分量外）を足して熱し、玉ねぎときのこを炒める。しんなりしたら牛肉を戻し、★を加えて軽く炒め、最後に☆をかけて混ぜ合わせる。

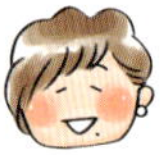

バジルは生のものをちぎって入れてももちろんOK！ 牛肉は特売の時に買いましょう（笑）

Part.2

アスパラのマヨ白和え……サブのおかず1

白和えもマヨネーズでカンタンに作れちゃいます

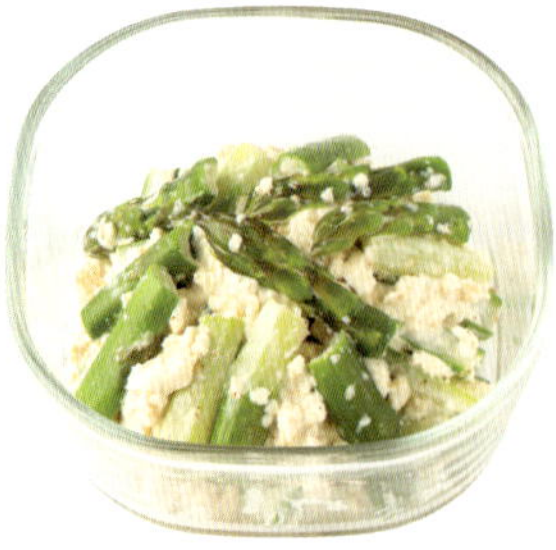

材料（2人分）

アスパラガス…3〜5本
木綿豆腐…100g
★マヨネーズ…大さじ1と1/2
★白すりごま…小さじ2
★塩…少々

作り方

1 豆腐はペーパータオルで二重に包み、耐熱容器に入れて2分ほどレンチンして水きりをする。
2 アスパラガスは堅い部分の皮をむき、3cmくらいの長さに切る。ラップで包んで2分ほどレンチンし、水気をふく。
3 ボウルに1を入れてつぶし、★を加えて混ぜてから、2を和える。

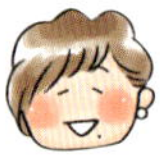

たんぱく質と野菜を両方摂れるおかず。マヨネーズは和食材と和えてもばっちり。

紫キャベツとハムの甘酢サラダ

サブのおかず2

お酢で鮮やかなピンク色に変身。お弁当が華やかに

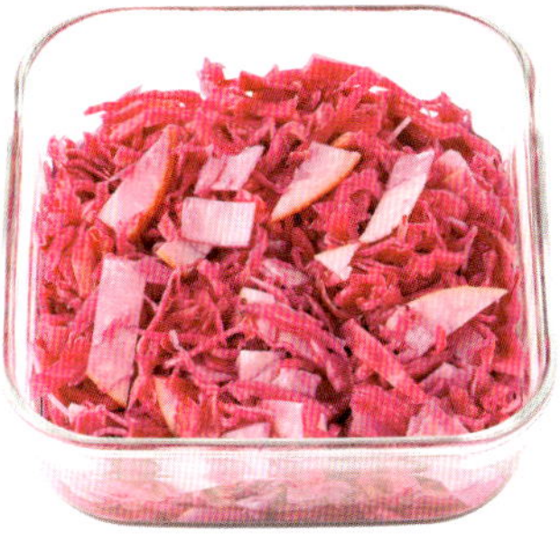

材料 (2人分)

紫キャベツ…1/4個(200g)
ハム…4〜5枚
塩…小さじ1/2
★酢タマネギの汁(P118)…1/2カップ

作り方

1 紫キャベツはせん切りにし、塩をふってしんなりしたら水洗いして水気を絞る。ハムは半分に切ってから短冊切りにする。
2 保存袋などに1と★を入れてもみ、なじませる。

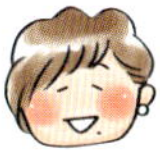

自家製酢タマネギの汁があればカンタン！市販の甘酢漬け用の調味酢でもOK。

もやしと豆苗ののりしょうゆ炒め

野菜炒め

淡白なもやしをのり&しょうゆでのり風味に

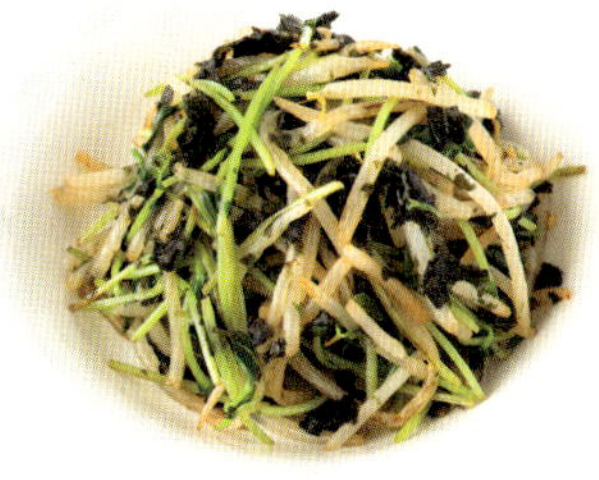

材料 (2人分)

もやし…1/2袋(100g)
豆苗…1/2袋
ごま油…小さじ1
韓国のりフレーク…5g
しょうゆ…少々

作り方

1 豆苗は根元を切り落とし、もやしくらいの長さに切る。
2 フライパンにごま油を熱し、もやしと豆苗を炒める。油がまわったら、のりフレーク、しょうゆを加えて混ぜる。

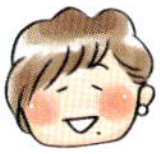

のりはおいしい味つけとともに野菜の水分を吸ってくれます。ちぎった韓国のりでもOK。

糖質オフの満足弁当レシピ3

テンションMAX。
のり塩鶏から弁当

フタを開けたらガッツポーズ！
入ってるだけでテンションが上がる！

詰めるだけ

メイン	のり塩鶏から
サブ1	小松菜とじゃこの甘辛炒め
サブ2	バタぽんこんにゃく
卵	めんたいマヨ玉
すきま埋め	ミニトマト、大葉

朝作ろう！

野菜炒め	玉ねぎと長ねぎのカレー風味炒め

オットの感想

から揚げはしょうゆ派だったのですが……すっかりのり塩の魅力に目覚めました。

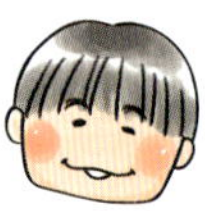

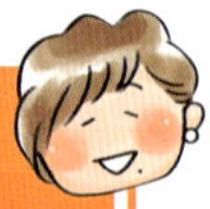

ゆきりち。ココがポイント

から揚げの日は「から揚げ入れたよ！」と教えてあげよう！　朝から元気になります。コレ大事。糖質オフのために大豆粉を使ったけど、大豆臭さはまったく気にならず。たくさん入れてあげたいけど野菜のおかずもバランス良く。

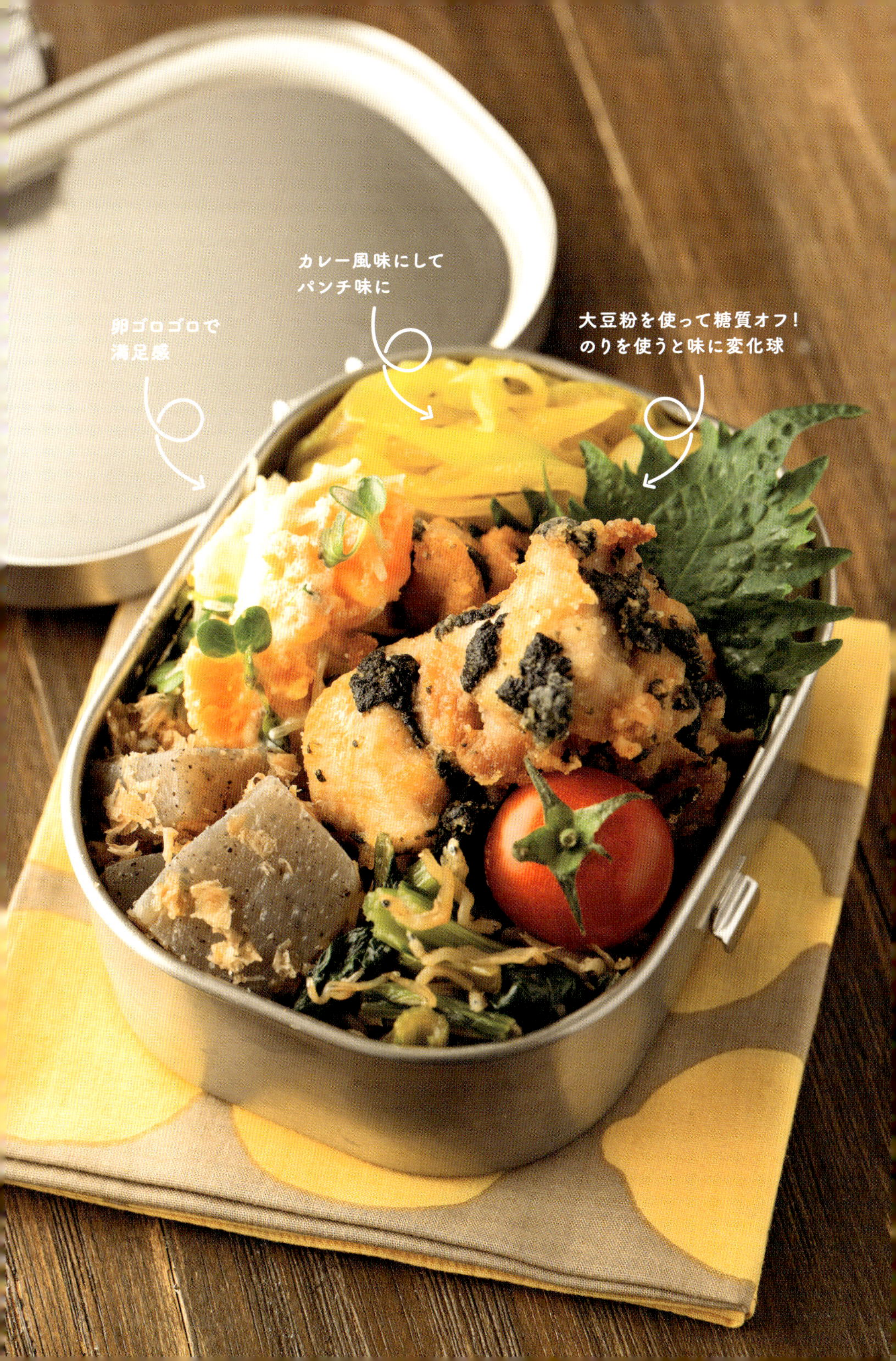
カレー風味にして
パンチ味に
卵ゴロゴロで
満足感
大豆粉を使って糖質オフ！
のりを使うと味に変化球

のり塩鶏から

メインのおかず

ポテチも塩味好き（笑）。から揚げも塩味で

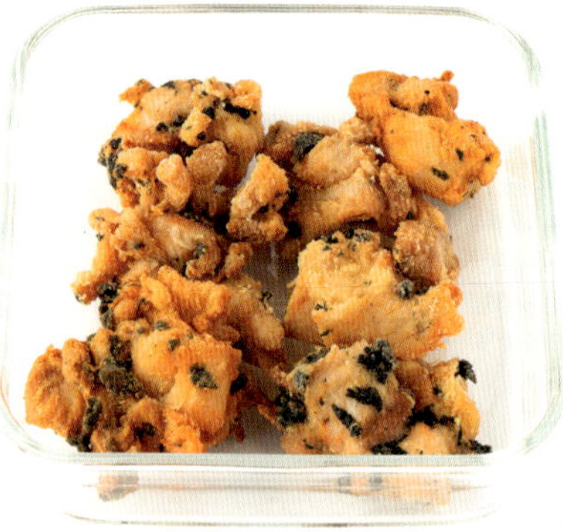

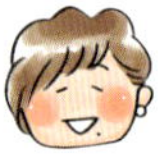

のりのアクセントがクセになる。大豆粉を使って少しでも糖質オフ！

材料　（2人分）

鶏もも肉 … 1枚
韓国のりフレーク … お好み量（5gくらい）
★酒 … 大さじ1
★鶏がらスープの素 … 小さじ1/2
★塩 … 小さじ1/2
片栗粉、大豆粉 … 各適量（同量）
揚げ油 … 適量

作り方

1 鶏肉は一口大に切り、ポリ袋に入れて★を加えてよくもみこみ、10分ほど置く。
2 1にのりフレークを加えてよくからませてから、片栗粉と大豆粉をまぶす。
3 2を170℃の油で5分ほど揚げる。

※のりフレークはちぎった韓国のりでもOKです。

小松菜とじゃこの甘辛炒め

サブのおかず1

オットが苦手な緑の野菜も甘辛味とじゃこで変身！

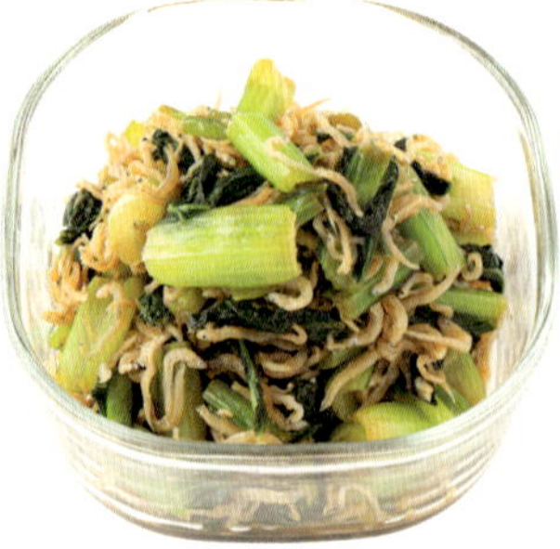

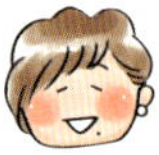

じゃこでカルシウムもゲット！　アクの出ない野菜ならもちろん小松菜以外でも！

材料　（2人分）

小松菜 … 1束（200g）
ちりめんじゃこ … 30g
ごま油 … 小さじ2
★しょうゆ … 大さじ1
★みりん … 大さじ1

作り方

1 小松菜は食べやすい大きさに切る。
2 フライパンにごま油を熱してちりめんじゃこを炒め、少し色づいてきたら1を加えて炒める。
3 しんなりしてきたら★を加えて混ぜ、強めの中火にして汁気がなくなるまで炒める。

バタぽんこんにゃく

サブのおかず2

低糖質のバターのコクがあるから食べごたえもあり！

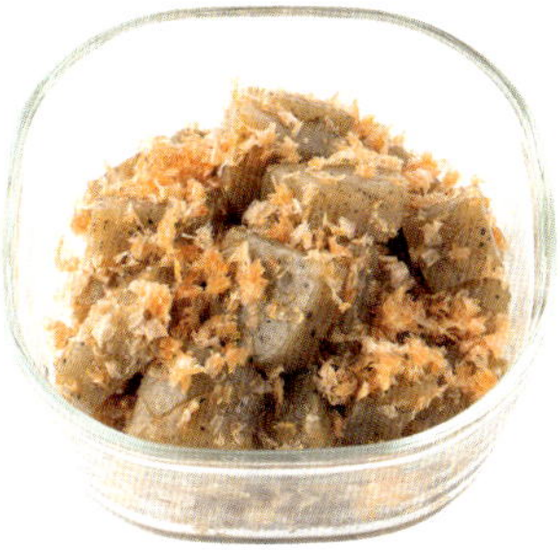

材料 (2人分)

板こんにゃく…1枚
塩…少々
バター…10g
にんにくチューブ…少々(なくてもOK)
ぽん酢しょうゆ…大さじ2
かつお節…お好み量(5gくらい)

作り方

1 こんにゃくは塩をふってもみ、水洗いする。格子状に浅く切り目を入れてから食べやすい大きさに切って、サッとゆでる。
2 フライパンに1を入れてからいりし、水気が飛んだらバターとにんにくを加え、弱火にして炒める。
3 ぽん酢しょうゆをまわしかけ、汁気がなくなったら火を止め、かつお節をふる。

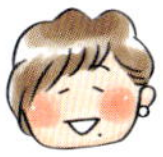

バターは低糖質食品！
「自家製ぽん酢(P120)」
でさらに糖質カット！

めんたいマヨ玉

卵のおかず

ゆで卵は大きめに割って食べごたえを出そう！

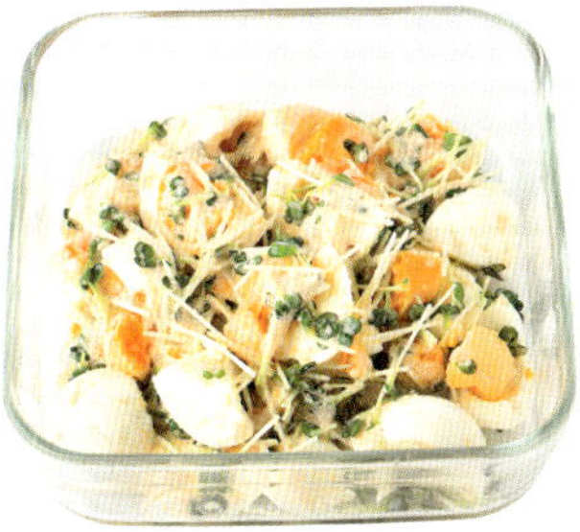

材料 (2人分)

卵…4個
貝割れ菜…1パック
★辛子明太子…1/2腹
★マヨネーズ…大さじ2
★豆乳…小さじ1
★塩こしょう
…少々

作り方

1 鍋に湯を沸かし、沸騰したら卵を入れて8分ほどゆでる。殻をむいて手で適当に割る。
2 貝割れ菜は根元を切り落とし、2〜3等分に切る。明太子は薄皮を除いてほぐす。
3 ボウルに★を混ぜ合わせ、1と貝割れ菜を加えてさっくりと混ぜる。

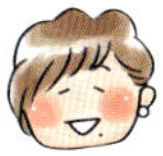

混ぜすぎないで卵感を
出すのがポイント！
味の満足感がUP。

糖質オフの満足弁当レシピ4

ポークはブー!!! カレーカレーブー弁当

彩り・におい・味、満点！
スパイシーな香りで嬉しくなる！

詰めるだけ

メイン	カレーカレーブー
サブ1	ヨーグルトの浅漬け
サブ2	きのこのレモン和え
卵	おかか味玉

朝作ろう！

野菜炒め	白菜とえのきのマヨ炒め

オットの感想

わ！ 黄色！ カレーだ!! にんじんがハート形に見えるのは気のせいだろうか……。

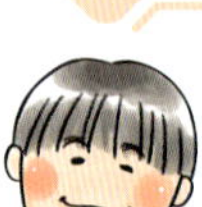

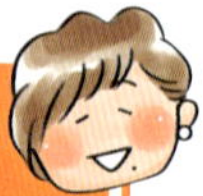

ゆきりち。ココがポイント

お弁当箱を開けた時の視覚の第一印象は大事。ぎっしり詰まってると見た目に満足感あり。濃いめのメインにはあっさり系の副菜でバランスを。味玉は手で割るのが、手作り感も、温もり感もあって、ワタシは好きです。

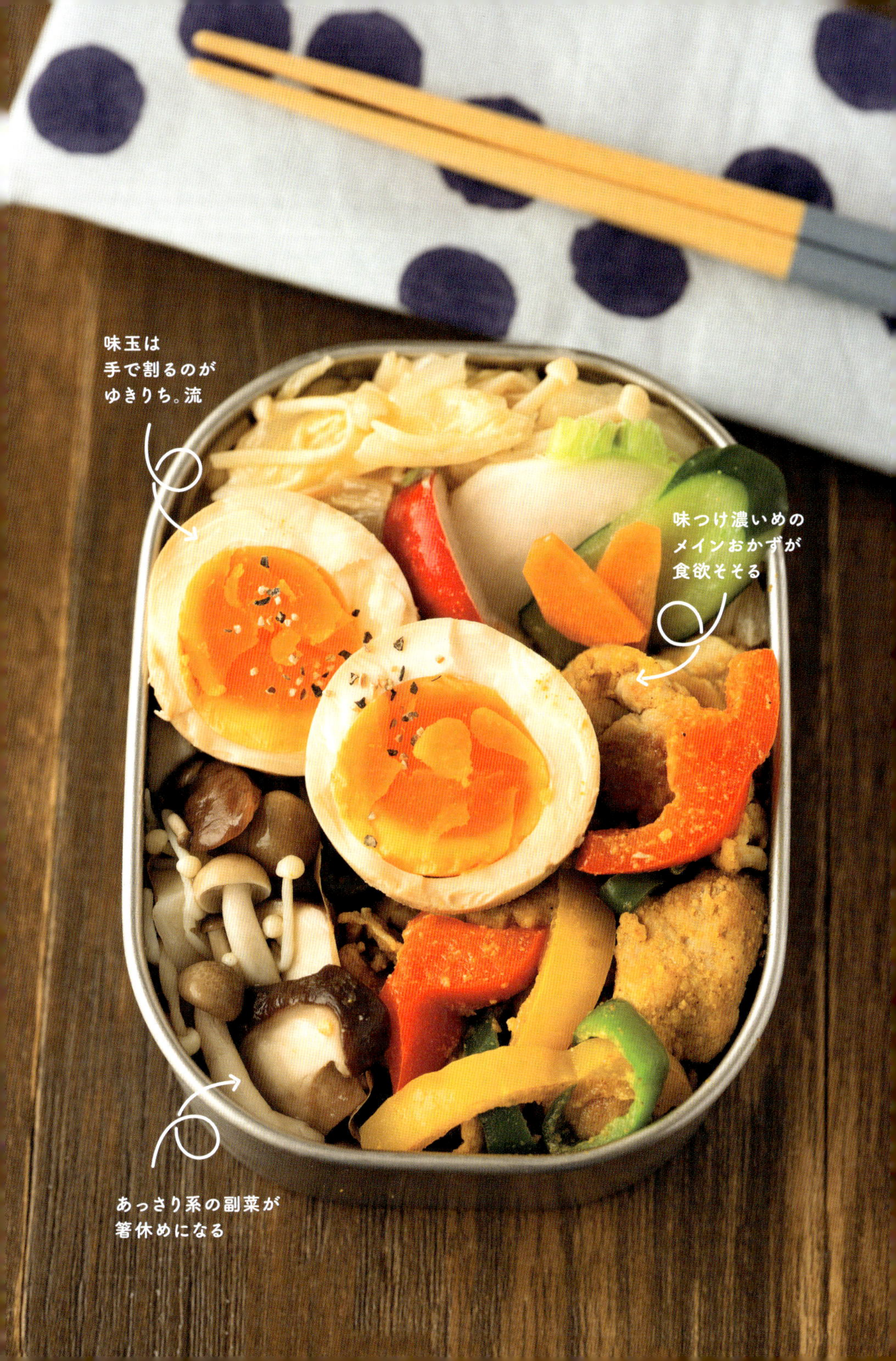
味玉は
手で割るのが
ゆきりち。流
味つけ濃いめの
メインおかずが
食欲そそる
あっさり系の副菜が
箸休めになる

カレーカレーブー

メインのおかず

ビタミンカラーが視覚的にも満足感UP！

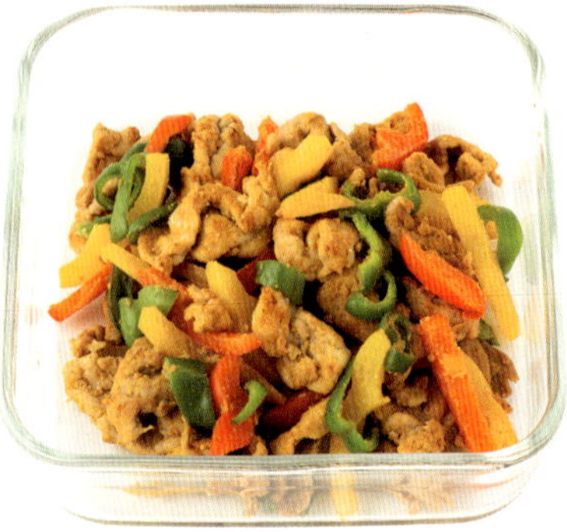

材料 （2人分）

豚こま切れ肉…200g
赤・黄パプリカ
　…各1/4個
ピーマン…1個
★大豆粉…大さじ1
★カレー粉…小さじ1
★塩…小さじ1/4

オリーブオイル
　…小さじ1
カレー粉
　…小さじ1/2
塩…少々

作り方

1 豚肉は大きければ一口大に切り、★を合わせたものをまぶす。パプリカ、ピーマンは横に細切りにする。
2 フライパンにオリーブオイルを熱し、豚肉を炒め焼きにする。色が変わったらパプリカ、ピーマンを加えてさらに炒め焼きにする。
3 油がまわったら、カレー粉と塩をふってサッと混ぜる。

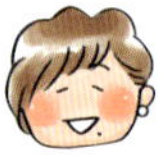

パプリカ、ピーマンは単色でもOK！　最後に追いカレー粉をすると香りが立つ。

ヨーグルトの浅漬け

サブのおかず1

乳酸菌と野菜でひそかに腸活（笑）

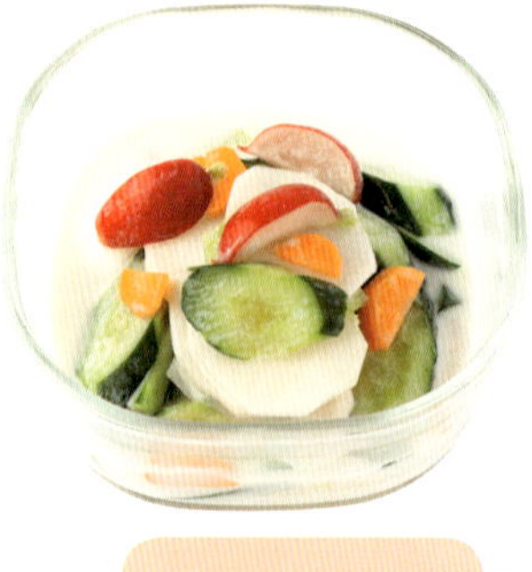

材料 （2人分）

お好きな野菜数種…計200g
★プレーンヨーグルト…50g
★塩…小さじ1

作り方

1 野菜は食べやすい大きさに切るなど、漬かりやすいように下ごしらえをする。
2 保存袋に★と1を入れて全体にいきわたるようにしてもみ、一晩ほど冷蔵庫で寝かせる。

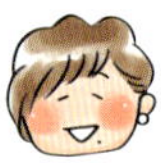

きゅうり、かぶ、にんじん、ラディッシュなど。好きな野菜を漬けられるので旬のものを。

きのこのレモン和え

サブのおかず2

食物繊維たっぷりのさっぱりあっさりのきのこおかず

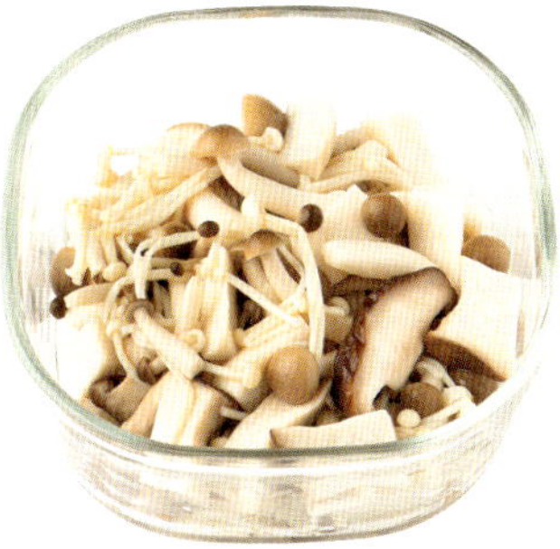

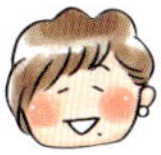

ゆでて和えるだけ。きのこはしめじ、エリンギ、えのき、しいたけなど、なんでもOK。

材料（2人分）

お好きなきのこ数種…計200g
★レモン汁…小さじ1
★塩…小さじ1/2
★にんにくチューブ…少々

作り方

1 きのこは石づきや軸を切り落とし、食べやすい大きさに裂いたり切ったりする。
2 1をサッとゆでて水気をきる。
3 ボウルに★を混ぜ、2を加えて和えてなじませる。

おかか味玉

卵のおかず

お弁当にもおうちごはんにも大活躍。我が家定番の卵おかず

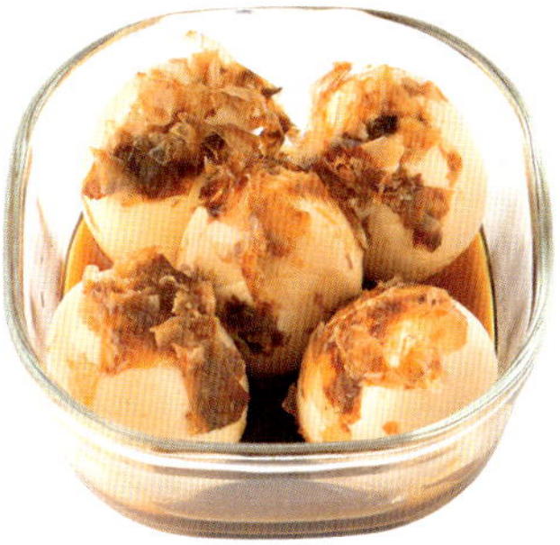

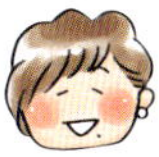

花かつおはナシでもOK！ あると卵にくっついて味が早くシミシミに。

材料（2人分）

卵…5個
★しょうゆ…大さじ2
★酢…大さじ1
★砂糖…大さじ1/2
花かつお…ひとつかみ（3g）

作り方

1 鍋に湯を沸かし、沸騰したら卵を入れて8分ほどゆでる。
2 保存袋に★を混ぜる。
3 ゆでた卵の殻をむき、2に入れて、最後に花かつおを加える。空気を抜いて密閉し、味をしみこませる（できれば一晩置くとよい）。

※味玉は、酢タマネギや自家製ぽん酢でも応用できるよ！ たとえば→酢タマネギ汁＋乾燥バジル。自家製ぽん酢にラー油やごま油をプラスなどなど無限大！

糖質オフの満足弁当レシピ5

アーモンドたらちゃん弁当

焼き色が香ばしい♡ お魚メインでも
がっかりさせない食べごたえ！

詰めるだけ

メイン	アーモンドたらちゃん
サブ1	きゅうりとひき肉のカレー炒め
サブ2	にんじんとしらたきのごまマヨ和え
卵	高野豆腐のオープンオムレツ

朝作ろう！

野菜炒め	もやしと豆苗ののりしょうゆ炒め

オットの感想

アーモンドたらちゃんはおいしいけどネーミングがちょっと……（汗）。

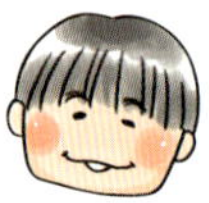

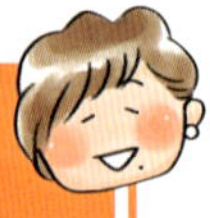

ゆきりち。ココがポイント

アーモンドたらちゃんはパン粉を使わず糖質オフ。さらに糖質オフの卵白をつなぎに使用してるから、身崩れもしにくい。お魚メインの時は、ガッカリさせないために肉系の副菜を。卵は、高野豆腐をはじめ、たくさんの具材を！

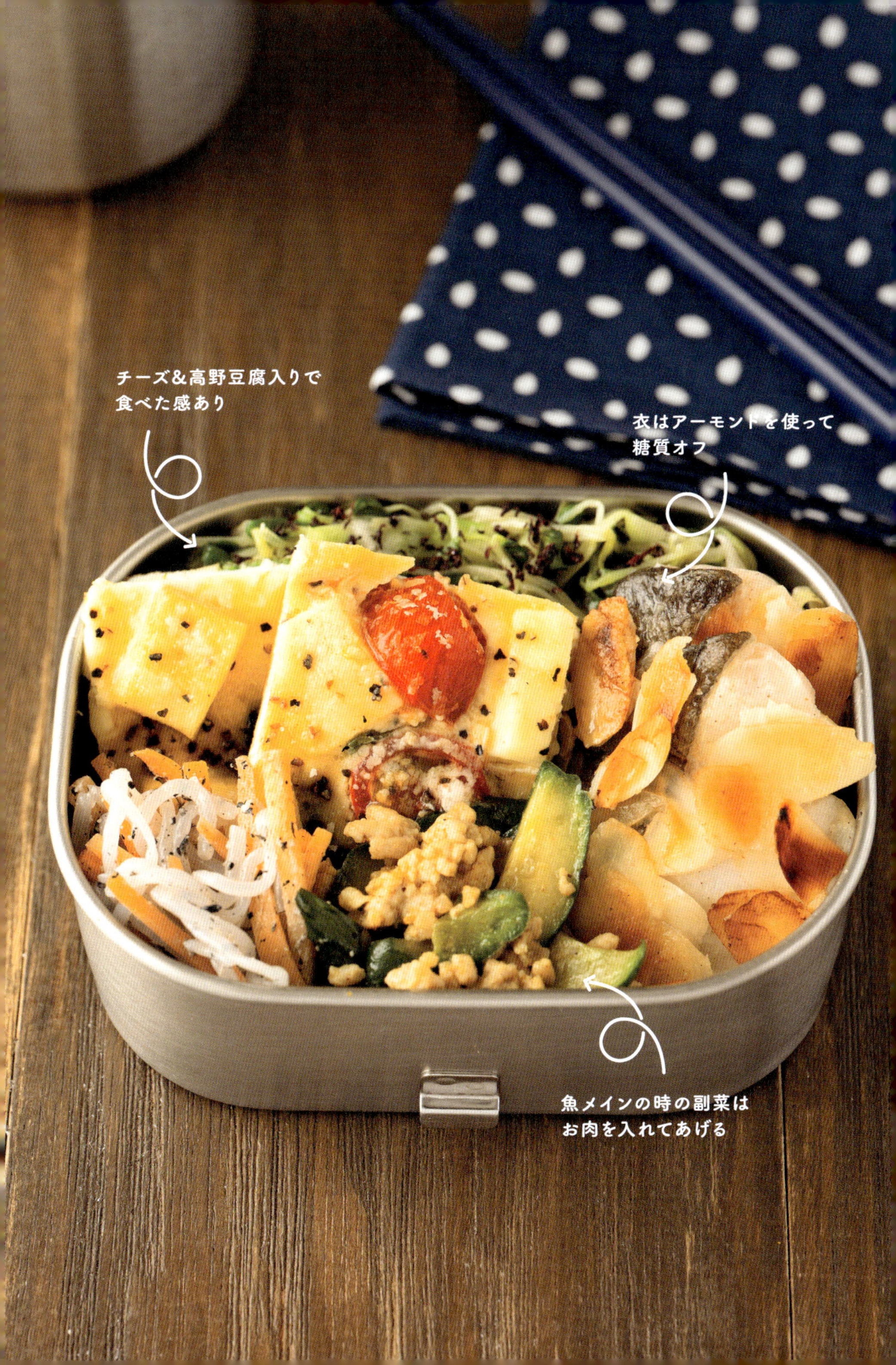
チーズ&高野豆腐入りで
食べた感あり
衣はアーモンドを使って
糖質オフ
魚メインの時の副菜は
お肉を入れてあげる

アーモンドたらちゃん …… メインのおかず

つなぎは卵白だから糖質オフ！　バターで焼いておいしい風味をプラス！

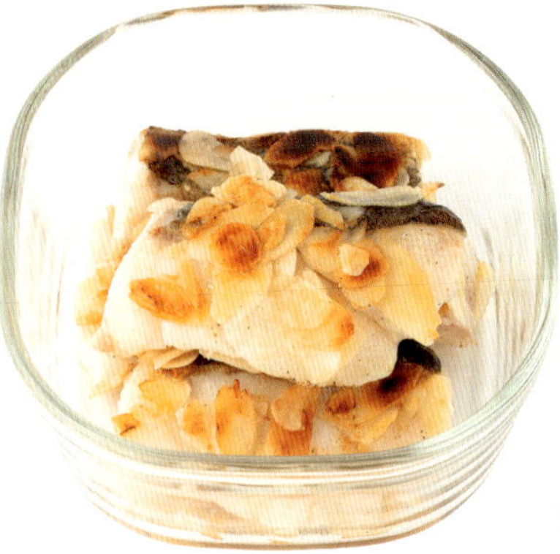

材料（2人分）

たらの切り身 … 2切れ
塩こしょう … 少々
卵白 … 1個分
スライスアーモンド … 大さじ3
バター … 10g

作り方

1 たらは半分にそぎ切りにして塩こしょうをし、出てきた水気をふく。
2 卵白を溶きほぐし、1をくぐらせて、アーモンドをつける。
3 フライパンにバターを弱めの中火で溶かし、2の両面を焼き色がつくまで焼く。

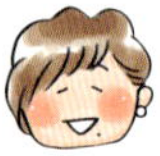

スライスアーモンドは、製菓材料売り場で買えるよ〜。焦げやすいので注意。

きゅうりとひき肉のカレー炒め …… サブのおかず1

肉入り副菜は、お魚メインのお弁当の救世主

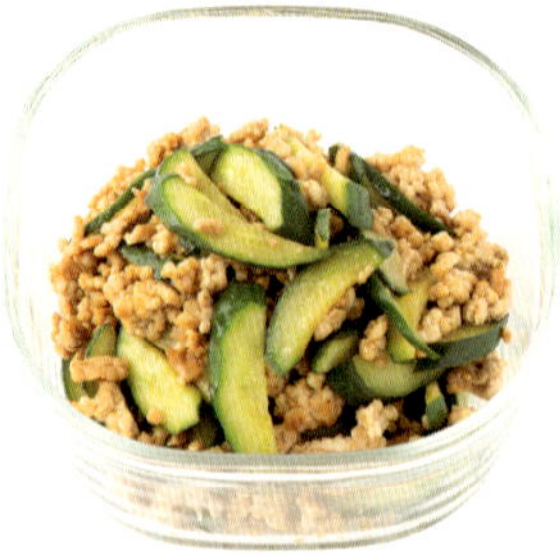

材料（2人分）

きゅうり … 1本
豚ひき肉 … 100g
サラダ油 … 小さじ1
しょうゆ … 小さじ1
カレー粉 … 小さじ1/4
塩こしょう … 少々

作り方

1 きゅうりは縦半分に切ってから、斜め薄切りにする。
2 フライパンにサラダ油を熱してひき肉を炒め、色が変わったらきゅうりを加えてさらに炒める。
3 油がなじんだらしょうゆ、カレー粉を加え、塩こしょうで味を調える。

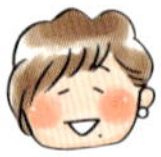

ひき肉は粗びきがいい！きゅうりは炒めても食感が変わらないのでサクサク食べごたえあり。

にんじんとしらたきのごまマヨ和え

サブのおかず2

ごまマヨがクセになる！ パクパクいけちゃう和え物

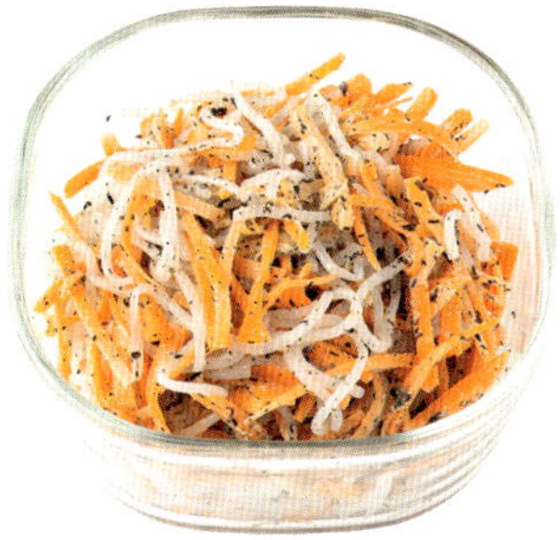

材料（2人分）

にんじん…1/2本
しらたき…1/2袋
塩…少々
★黒すりごま…小さじ2
★マヨネーズ…小さじ2
★こしょう…少々

作り方

1 にんじんはせん切りにし、塩をふって軽くもむ。
2 しらたきはサッとゆで、水気を切ってから食べやすい長さに切る。
3 ボウルに1と2、★を入れて混ぜ合わせる。

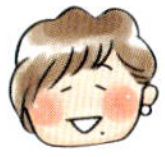

意外と糖質の高いにんじんはしらたきをプラスして量を減らす。

高野豆腐のオープンオムレツ

卵のおかず

カンタンなのにごちそう感！

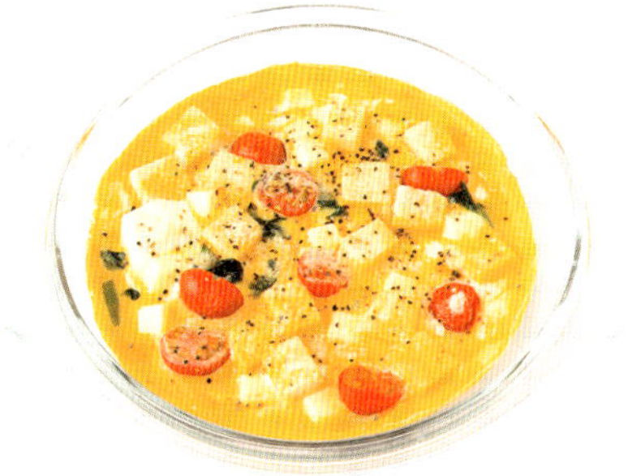

材料（2人分）

卵…3個
高野豆腐…1枚
ほうれん草…2株(40g)
ミニトマト…4個
プロセスチーズ…15g
オリーブオイル…大さじ1
塩こしょう…少々
粉チーズ…小さじ1
ブラックペッパー…少々

作り方

1 高野豆腐は水で戻し、水気をそっと絞って1cm角に、ほうれん草はゆでて3cm位、トマトは半分、チーズは5mm角に切る。卵は溶く。
2 フライパンにオイルを熱し、高野豆腐とほうれん草を炒める。塩こしょうをして混ぜたら溶き卵を流し入れ、チーズ、トマトを散らす。
3 弱火にして卵の周囲が固まったらブラックペッパーと粉チーズをふる。

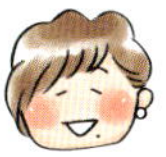

数種の具材で腹持ちアップ！ 切り方を変えればまた別の顔に。

糖質オフの満足弁当レシピ6

ポーク&トマトの粉チーソテー弁当

低糖質のチーズ&厚切り豚肉ドカンで
午後のスタミナ満タン!

詰めるだけ

メイン	ポーク&トマト 粉チーソテー
サブ1	しば漬けコールスロー
サブ2	豆苗とベーコンのレモン風味炒め
卵	おかか味玉
すきま埋め	大葉

朝作ろう!

野菜炒め	白菜とえのきのマヨ炒め

オットの感想

ポークとトマトって合うんですね……と感慨にふけりながらペロリペロリ……。

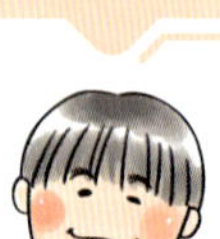

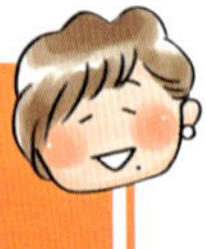

ゆきりち。ココがポイント

脂身の少ないお肉は噛みごたえがあるので、ゆっくり食べられて満腹感を得られる。チーズがきいたメインには、さっぱり系副菜を。バランがわりに入れた大葉は、豚肉にもトマトにも合うので風味に変化をつけて飽きさせない。

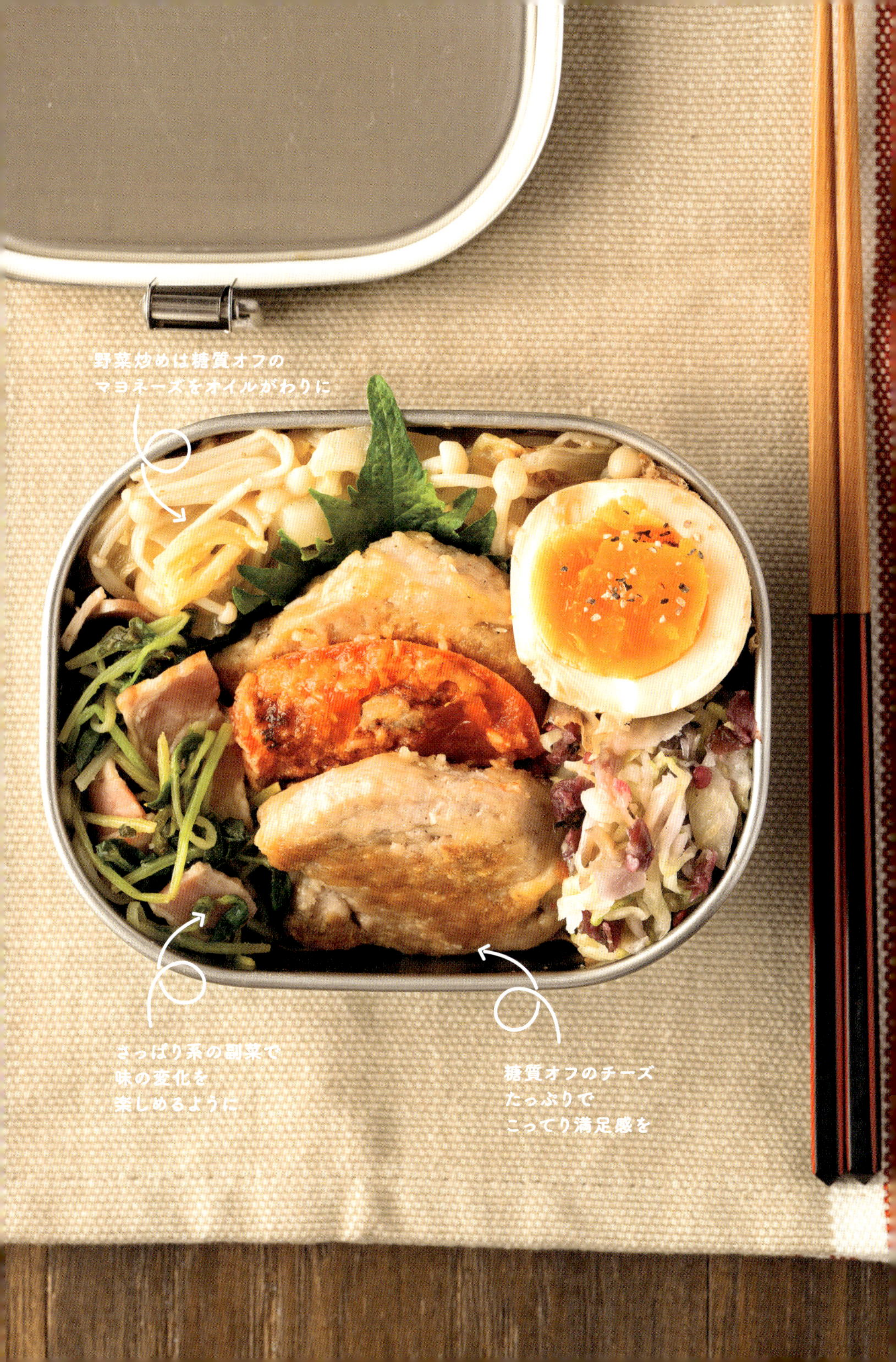
野菜炒めは糖質オフの
マヨネーズをオイルがわりに
さっぱり系の副菜で
味の変化を
楽しめるように
糖質オフのチーズ
たっぷりで
こってり満足感を

ポーク&トマト 粉チーソテー

メインのおかず

チーズもお肉も糖質オフ食材！

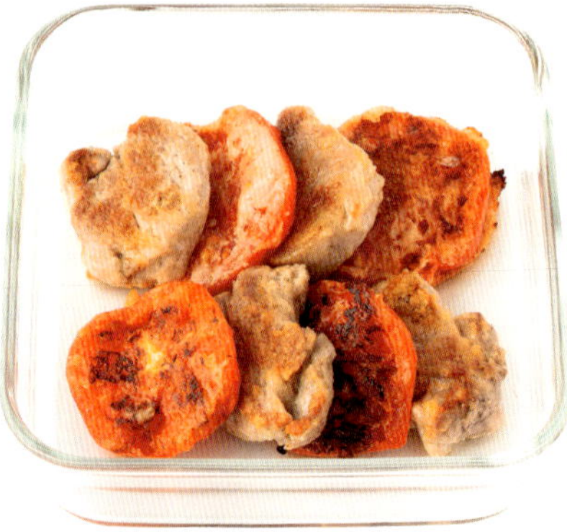

材料 （2人分）

豚肉ブロック（もも、ヒレなど）…400g
トマト…1個
塩こしょう…少々
粉チーズ…大さじ5
オリーブオイル…小さじ1

作り方

1 豚肉とトマトは1cmくらいの厚さに切る。塩こしょうをふってから、粉チーズをまぶす。
2 フライパンにオリーブオイルを熱し、両面に焼き色がつき火が通るまで焼く。

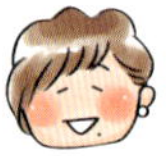

トマトの直径に合うようにお肉を伸ばし思い切り叩こう！

しば漬けコールスロー

サブのおかず1

サッパリしてるからたくさん作ってたくさん食べよう

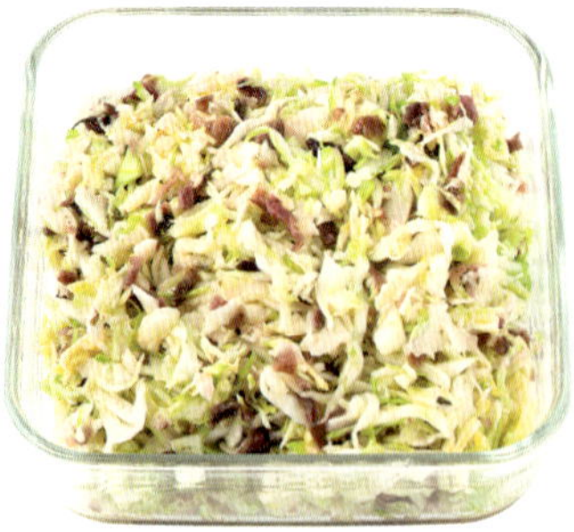

材料 （2人分）

キャベツ…500g
しば漬け…50g
塩…小さじ1
★サラダ油…大さじ2
★酢…大さじ2
★こしょう…少々

作り方

1 キャベツはせん切りにして、塩をふって少し置き、しんなりしたら水気を絞る。しば漬けは汁気をふいて粗く刻む。
2 ボウルに★を混ぜ、1を加えて混ぜる。

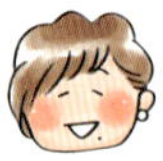

しば漬けはたくあんなど他の漬物でもOK！さっぱり箸休めに。

豆苗とベーコンの
レモン風味炒め

サブのおかず2

レモンの風味がすっぱおいしい

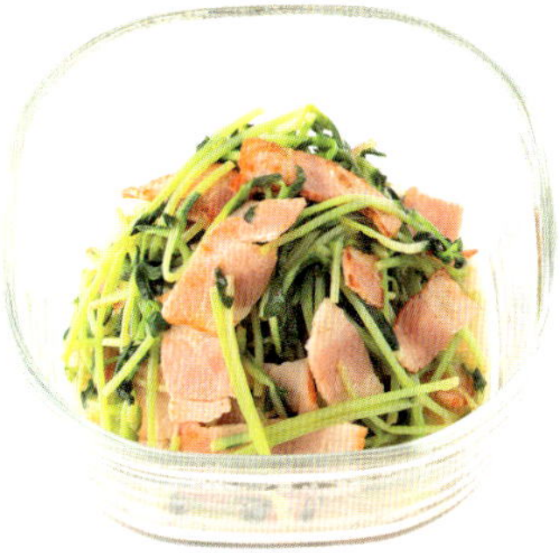

材料（2人分）

豆苗…1袋
ベーコン…30g
バター…10g
塩こしょう…少々
レモン汁…大さじ1/2

作り方

1 豆苗は根元を切り落とし、5cm長さに切る。ベーコンは2cm幅に切る。
2 フライパンにバターを溶かし、ベーコンを炒める。ベーコンの脂がにじんだら豆苗を加えて炒め、しんなりしたら塩こしょうをふり、レモン汁をまわしかけて混ぜる。

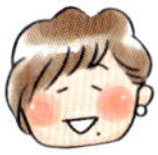

ベーコンは糖質ゼロのものを使うのがいいですよ！

白菜とえのきのマヨ炒め

野菜炒め

えのきの食感で食べごたえが加わります

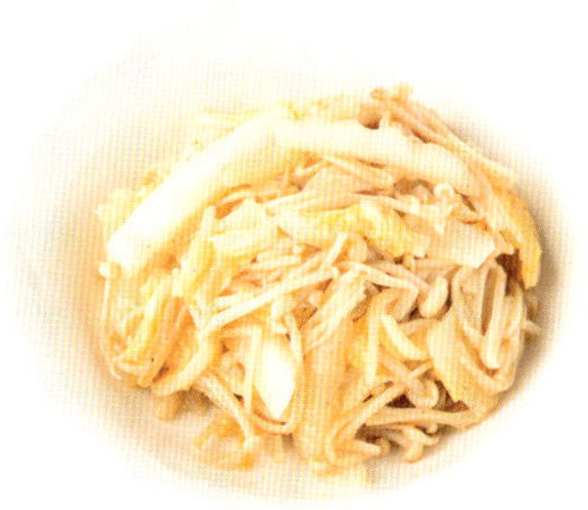

材料（2人分）

白菜…100g
えのきだけ…小1パック（50g）
マヨネーズ…大さじ1
塩こしょう…少々
しょうゆ…少々

作り方

1 白菜は芯は細切りに、葉はザクザク切る。えのきは根元を切り落としてほぐす。
2 フライパンにマヨネーズを熱し、1を炒める。しんなりしたら、塩こしょう、しょうゆを加えて混ぜる。

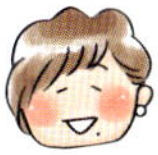

我が家の腹持ちおかずの代表格です。えのきはオットの大好物。

 おかか味玉 » P63

糖質オフの満足弁当レシピ7

栄養バランス最高!
梅マヨチキン弁当

むね肉ゴロゴロ!
食感しっかり食べごたえあり!

詰めるだけ

メイン	梅マヨチキン
サブ1	ブロッコリーのツナマヨ昆布和え
サブ2	きくらげのきんぴら
卵	ちりめんじゃこの玉子焼き
すきま埋め	ミニトマト

朝作ろう!

野菜炒め	もやしと豆苗ののりしょうゆ炒め

オットの感想

梅マヨチキンは皆さまにもぜひ食べていただきたい! カットしていない玉子焼きもグー。

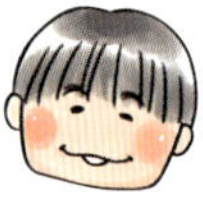

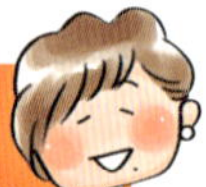

ゆきりち。ココがポイント

サッパリなのにマヨネーズのコクがある梅ソース。玉子焼きドーンで見た目にもボリュームを! オットが苦手な濃い緑の野菜には好きなツナをからめて。「豆乳の和風チャウダー(P112)」と一緒がオススメです。

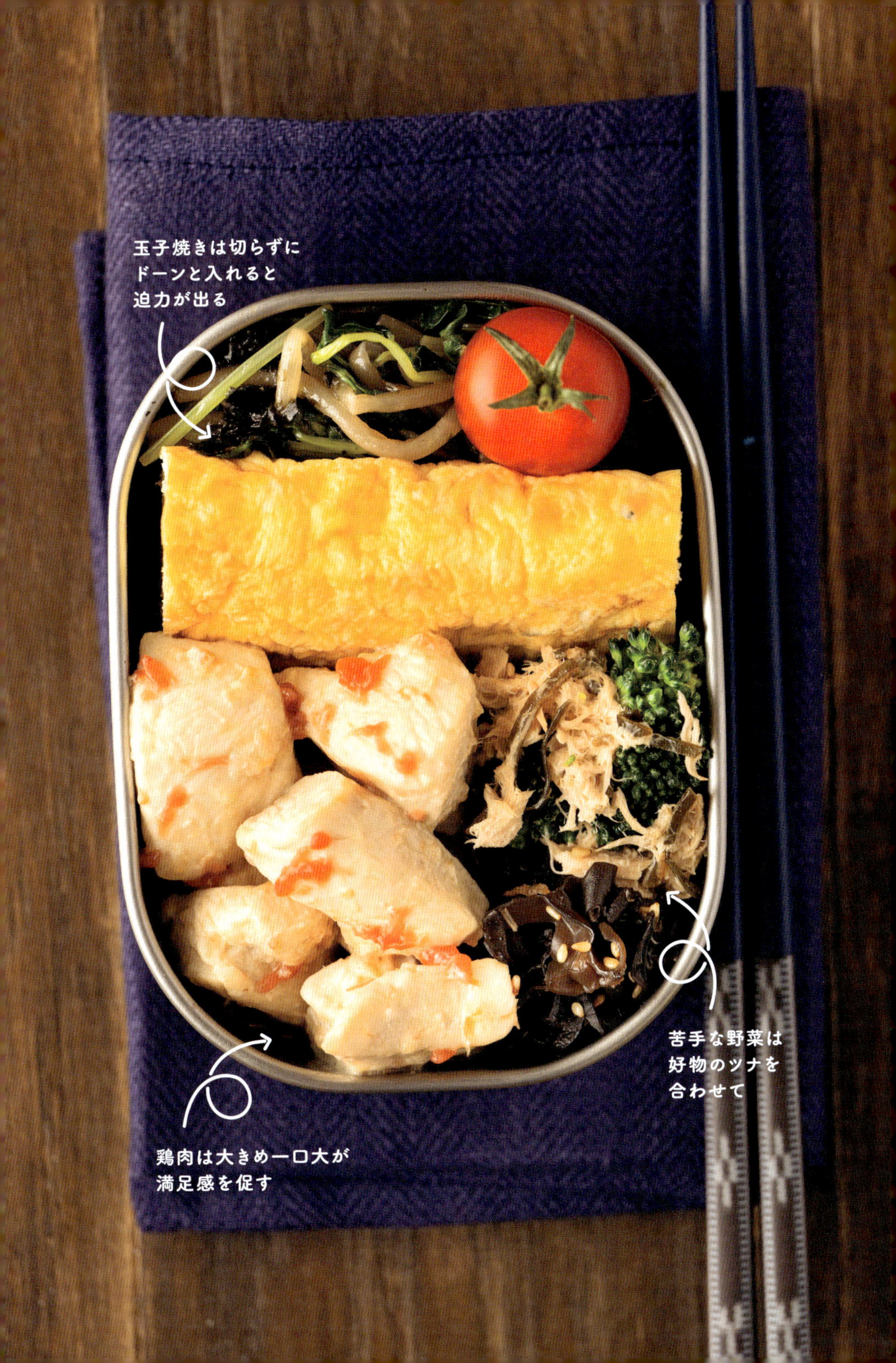
玉子焼きは切らずに
ドーンと入れると
迫力が出る
苦手な野菜は
好物のツナを
合わせて
鶏肉は大きめ一口大が
満足感を促す

梅マヨチキン

メインのおかず

梅のサッパリとマヨのコッテリの同居おかず

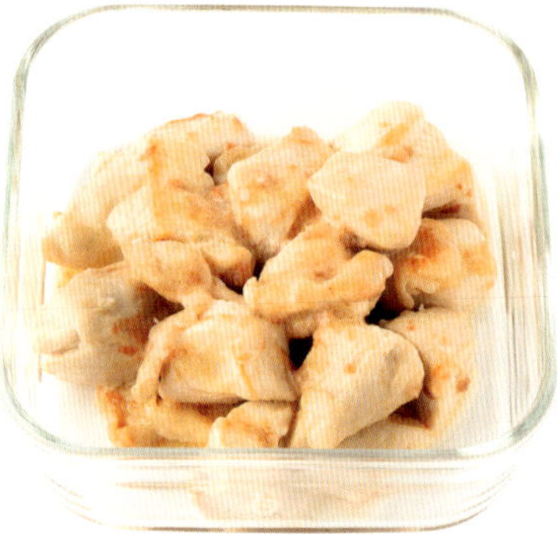

材料 (2人分)

- 鶏むね肉…1枚
- ★梅干し…大1個
- ★マヨネーズ…大さじ1と1/2
- ★しょうゆ…小さじ1
- ★砂糖…小さじ1
- ★酒…小さじ1
- サラダ油…小さじ1

作り方

1 梅干しは種を取り、包丁で細かくたたく。★はすべて混ぜる。

2 鶏肉は厚みが均一になるよう観音開きにしてから一口大に切る。

3 フライパンにサラダ油を熱し、2を炒め焼きにし、焼き色がついたら1を加えてからめる。

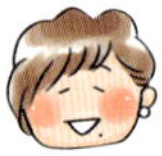

もも肉でもOK！ 赤い梅干しを使うと、見た目も色鮮やかに変身。

ブロッコリーのツナマヨ昆布和え

サブのおかず1

ブロッコリーにもツナにもピッタリのマヨネーズは低糖質！

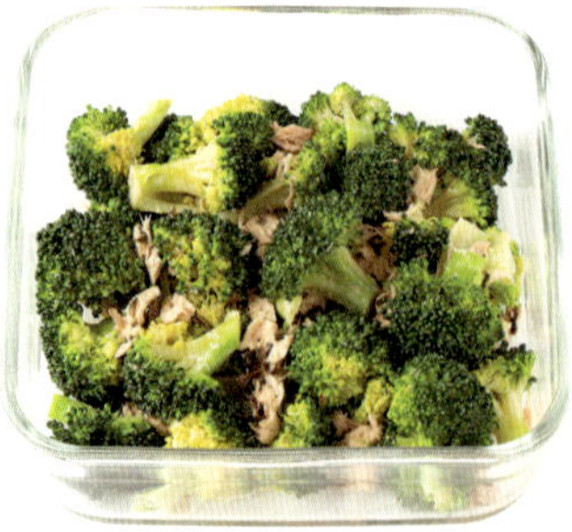

材料 (2人分)

- ブロッコリー…小1房
- 塩…少々
- ★塩昆布…5g
- ★ツナ水煮缶…1缶
- ★マヨネーズ…大さじ2
- ごま油…小さじ1

作り方

1 ブロッコリーは小房に分け、塩ゆでして水気を切る。

2 塩昆布は細かく刻む。ツナは汁気を切る。★はすべて混ぜる。

3 1と2を和えて、ごま油をまわしかけ、さっくりと混ぜる。

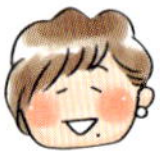

塩昆布は刻んだ方が、味がからんでなじむよ。ツナとの相性もバッチリ。

きくらげのきんぴら

サブのおかず2

こりこり食感が食べた感をアップさせる！

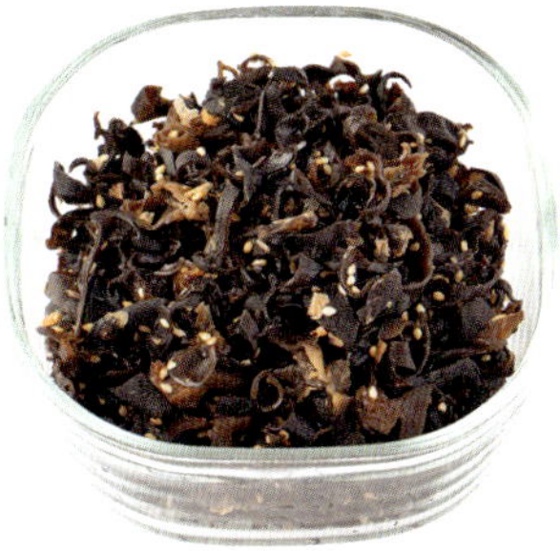

材料 （2人分）

乾燥きくらげ…20g
ごま油…大さじ1
★しょうゆ…大さじ1
★みりん…大さじ1/2
白いりごま…大さじ1
かつお節…約5g

作り方

1 きくらげは水で戻し、水気をふいて細切りにする。
2 フライパンにごま油を熱して1を炒め、油がまわったら★を加えて混ぜ、最後にごまとかつお節をふる。

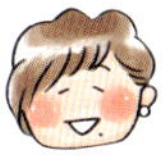

たっぷり食物繊維のきくらげを戻して炒める、シンプルカンタンきんぴら。

ちりめんじゃこの玉子焼き

卵のおかず

甘さはなくてもじゅうぶんおいしい玉子焼き

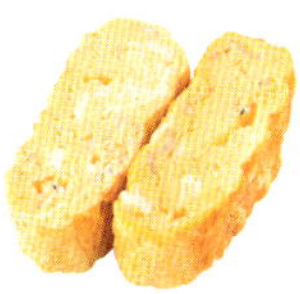

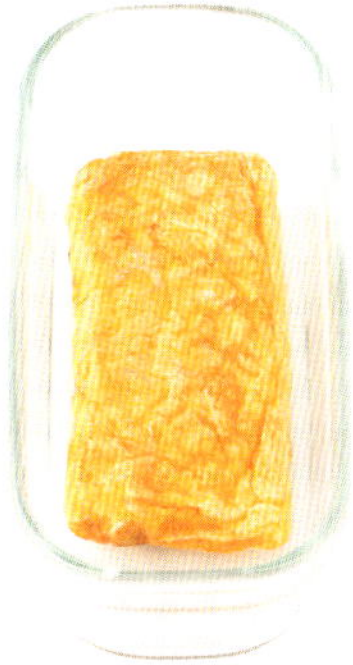

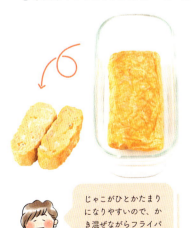

材料 （2人分）

卵…2個
★ちりめんじゃこ…大さじ1
★マヨネーズ…大さじ1
サラダ油…小さじ1

作り方

1 卵は溶き、★を加えて混ぜる。
2 玉子焼き用フライパンにサラダ油を強火で熱し、1の1/3量を流し入れ、菜箸で向こう側にまとめる。あいたところに再び1の1/3量を流し入れ、半熟状になったら、手前に向かって巻く。卵を向こう側に寄せ、同様に残りの卵液を流し入れて焼く。

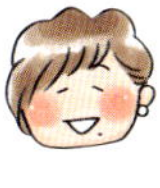

じゃこがひとかたまりになりやすいので、かき混ぜながらフライパンに流すといいよ！

 もやしと豆苗ののりしょうゆ炒め » P55

糖質オフの満足弁当レシピ8

サバ缶でカンタン！ NORIサバ弁当

めちゃカンタン、やることコレだけ。
これぞ「だけやで」で作る人も幸せ

詰めるだけ

メイン	NORIサバ
サブ	ネギだれトマト
卵	塩昆布の玉子焼き

朝作ろう！

野菜炒め	キャベツとカイワレのゆかり炒め

オットの感想

いつも以上にボリューミーな逸品。ゆきりち。弁当は、現代の玉手箱や〜。

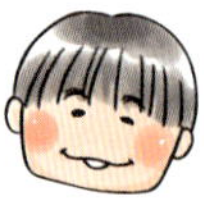

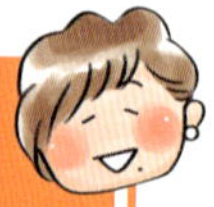

ゆきりち。ココがポイント

サバ缶の身はほぐしてもいいけど、そのままの方が食べごたえがあってGOOD。焼いたマヨネーズのコクとピリリの七味で味にインパクトが！三角の玉子焼きが丸いおかずたちとの見た目のバランスを取っている。お肉なしのおかずなので、スープにはお肉系の「キム豚汁（P115）」などを。

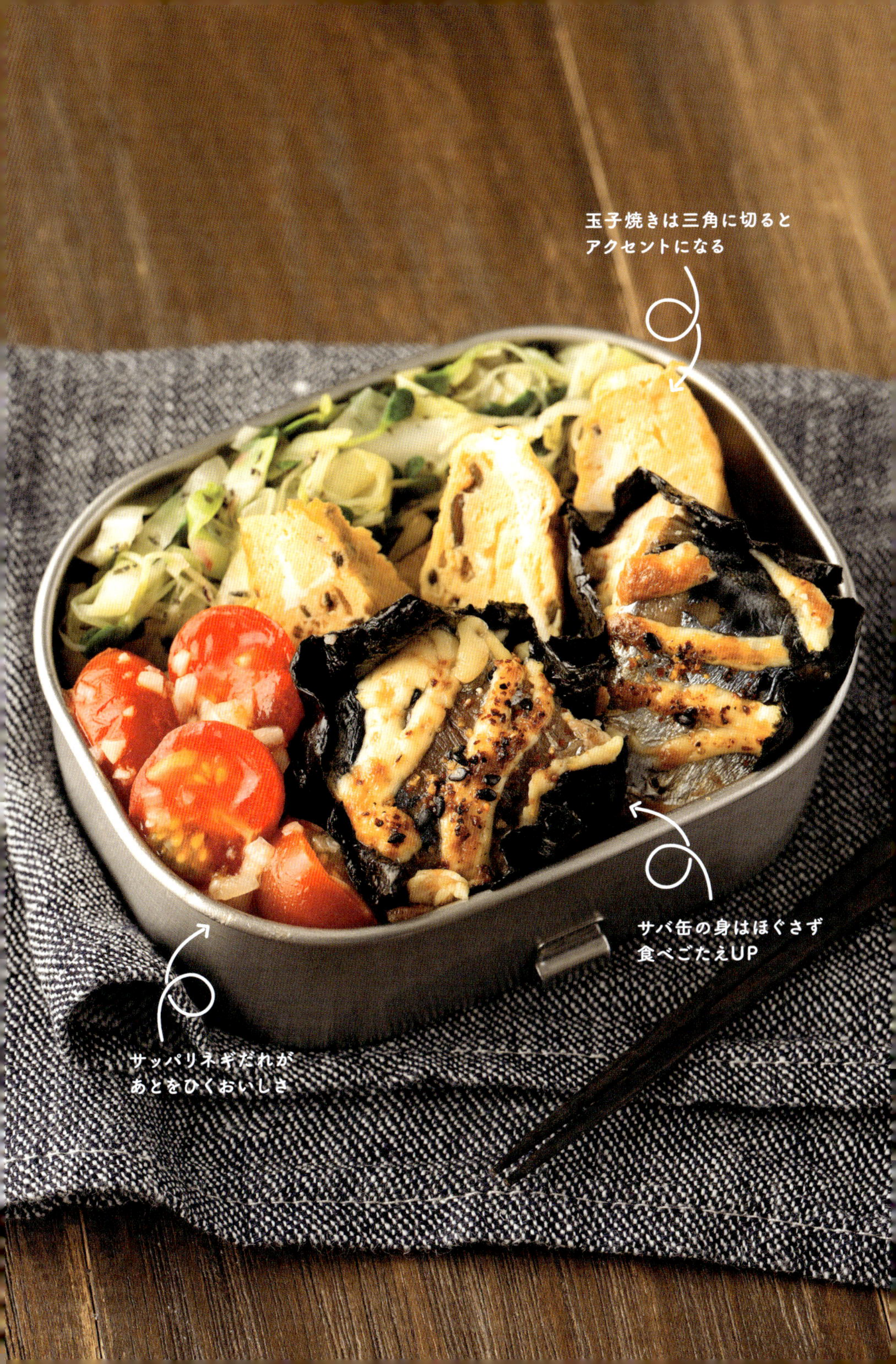
玉子焼きは三角に切ると
アクセントになる
サバ缶の身はほぐさず
食べごたえUP
サッパリネギだれが
あとをひくおいしさ

NORIサバ

メインのおかず

料理の苦手なあなたのためのおかず（笑）

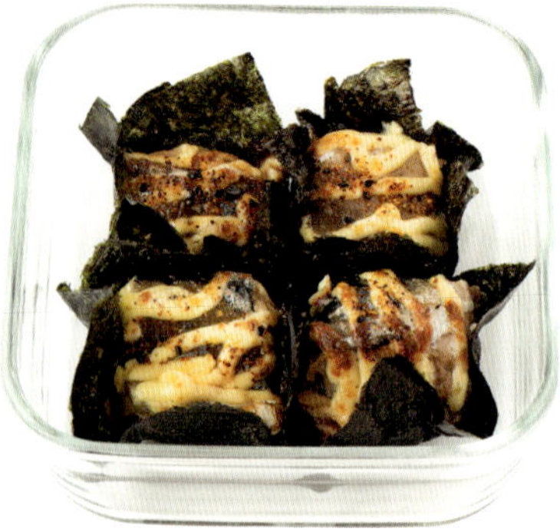

材料（2人分）

サバ水煮缶…1缶
焼きのり…1枚
★マヨネーズ…お好み量
★しょうゆ…小さじ1/2
★七味唐辛子…少々

作り方

1 焼きのりは4等分に切る。
2 サバは汁気をふき、耐熱皿などにのせて★をかけて、オーブントースターで焼き色がつくまで3分ほど焼く。
3 2を焼きのりでくるむ。

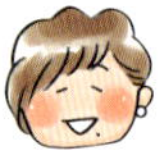

間違ってものりで包んでから焼かないでください（笑）。のりが焦げます。

ネギだれトマト

サブのおかず

さっぱり香味だれと和えるだけの火を使わないカンタンおかず

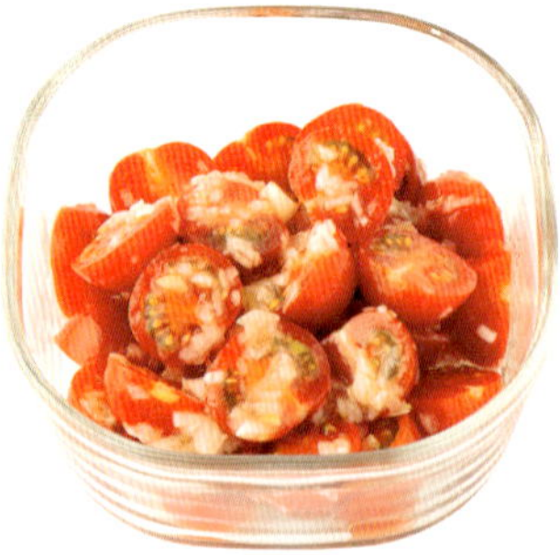

材料（2人分）

ミニトマト…15個
★長ねぎ…1/3本
★ごま油…大さじ1
★塩…小さじ1/2
★しょうがチューブ…少々
★にんにくチューブ…少々

作り方

1 長ねぎはみじん切りにする。★はすべて混ぜる。
2 ミニトマトは半分に切り、1と和える。

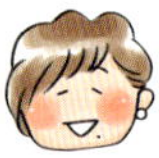

彩りもきれいなので、お弁当にもおうちごはんにも大活躍！

塩昆布の玉子焼き

卵のおかず

塩昆布ひとつで味の決め手になる！

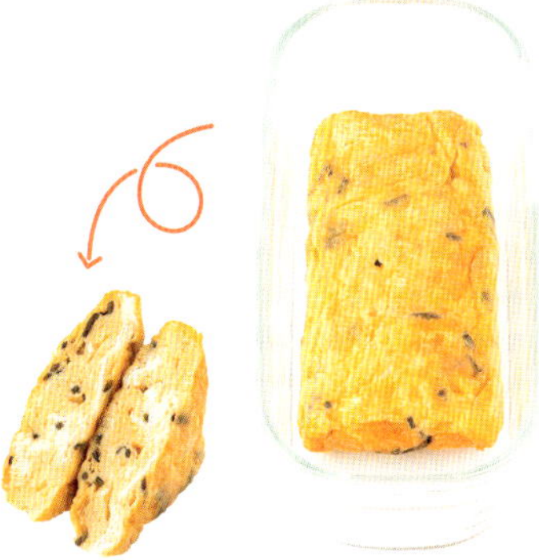

材料（2人分）

卵…2個
★塩昆布…大さじ1
★マヨネーズ…大さじ1
サラダ油…小さじ1

作り方

1 塩昆布は細かく刻む。卵は溶き、★を加えて混ぜる。
2 玉子焼き用フライパンにサラダ油を強火で熱し、1の1/3量を流し入れ、菜箸で向こう側にまとめる。あいたところに再び1の1/3量を流し入れ、半熟状になったら、手前に向かって巻く。卵を向こう側に寄せ、同様に残りの卵液を流し入れて焼く。

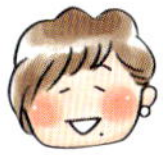

旨味と塩気のバランスがとてもいい。最後にラップに包んで形を整えると失敗知らずだよ。

キャベツとカイワレのゆかり炒め

野菜炒め

ほんのり香るゆかりがまるでごはん感覚

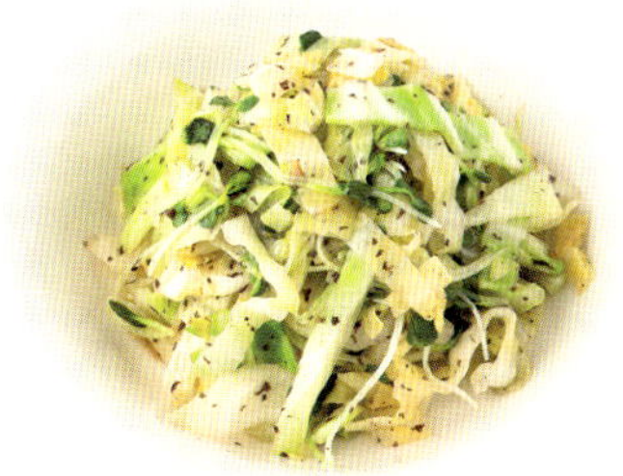

材料（2人分）

キャベツ…100g
貝割れ菜…1パック
サラダ油…小さじ1
★ゆかり…小さじ1/2
★塩こしょう…少々

作り方

1 キャベツは細めにザクザク切り、貝割れ菜は根元を切り落とす。
2 フライパンにサラダ油を熱してキャベツを炒める。油がまわったら貝割れ菜を加えてサッと炒め、★を加えて混ぜる。

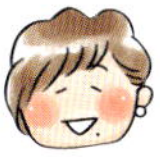

せん切りやざく切りなど、毎回キャベツの切り方を変えると飽きません。

糖質オフの満足弁当レシピ9

焼き色そそる！
マスタード焼き弁当

「映え」なくていい。
低糖質であればそれでいい（笑）。

詰めるだけ

メイン	ささみのマスタード焼き
サブ1	カイワレとヤングコーンのヨーグルトサラダ
サブ2	トマトのしょうが炒め
卵	巣ごもりたまご

朝作ろう！

野菜炒め	もやしと豆苗ののりしょうゆ炒め

オットの感想

そういえば少し前までヤングコーンが嫌いだったんだっけ。味覚の構造改革起きてます。

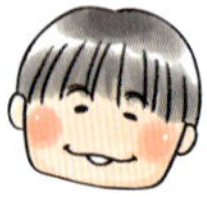

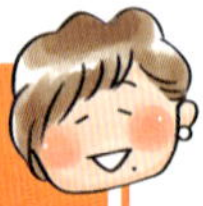

ゆきりち。ココがポイント

ごはん代わりの野菜炒めの上にメインおかずをドーンとのせて。巣ごもりたまごは、かわいいだけじゃなく、野菜とタンパク質が一緒に摂れる。「きのこサンラータン（P113）」は、食物繊維が摂れる上に、味がよく合います。

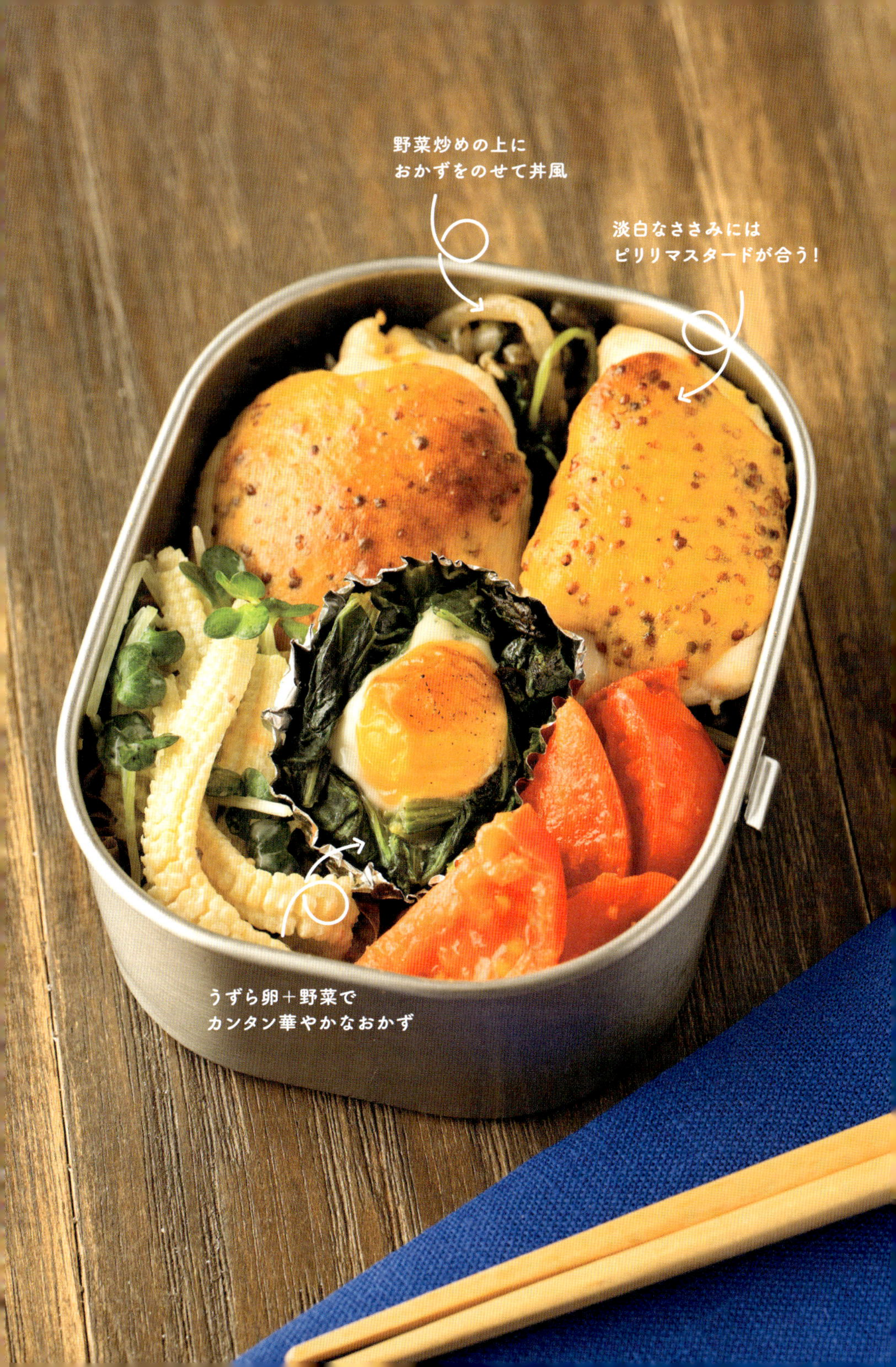
野菜炒めの上に
おかずをのせて丼風
淡白なささみには
ピリリマスタードが合う！
うずら卵＋野菜で
カンタン華やかなおかず

ささみのマスタード焼き

メインのおかず

塩こしょうしっかり！がポイント

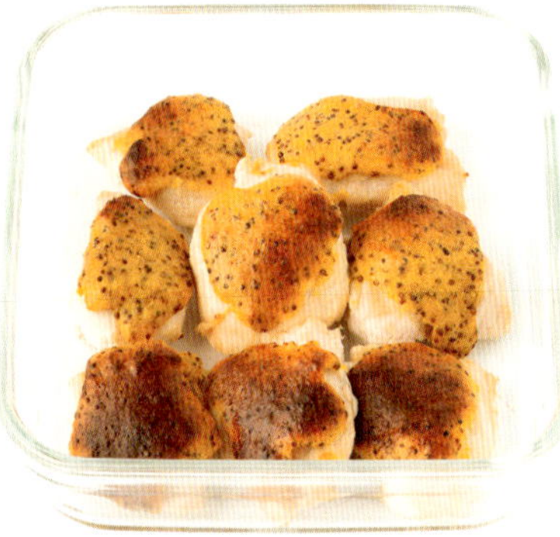

材料 （2人分）

鶏ささみ … 4本
塩こしょう … 小さじ1/2
★粒マスタード … 大さじ2
★卵黄 … 2個分
★大豆粉 … 大さじ1

作り方

1 鶏肉は筋を取り、横半分のそぎ切りにし、塩こしょうをする。
2 ★を混ぜ、1の上に塗る。
3 オーブントースターで8〜10分、焼き色がつき、火が通るまで焼く。

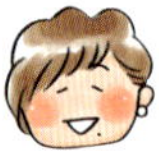

卵黄がめんどうな場合は、ちょっとゆるくなるけどマヨネーズでもOK。

カイワレとヤングコーンのヨーグルトサラダ

サブのおかず1

ヤングコーンはとうもろこしと違って糖質少なめ！

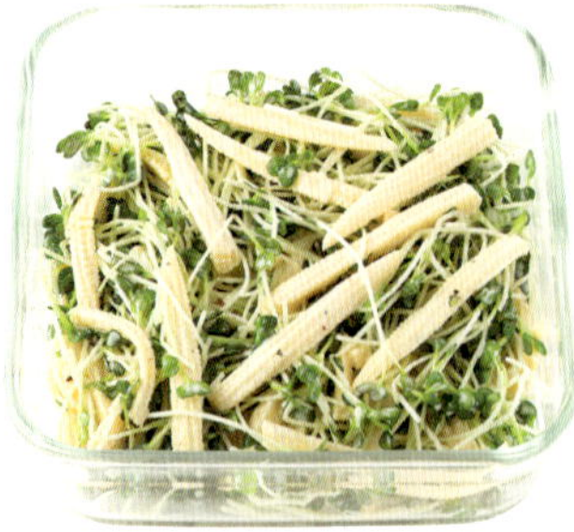

材料 （2人分）

貝割れ菜 … 2パック
ヤングコーン … 10本
★プレーンヨーグルト … 大さじ1
★マヨネーズ … 大さじ1
ブラックペッパー … 少々

作り方

1 貝割れ菜は根元を切り落とす。ヤングコーンは縦4等分くらいに切る。
2 1と★を混ぜてから、ブラックペッパーをふる。

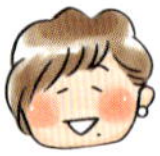

糖質高めの市販のドレッシングを使わず、ヨーグルトとマヨネーズで糖質オフ。

トマトのしょうが炒め

サブのおかず2

アンバランスなしょうが風味がクセになる

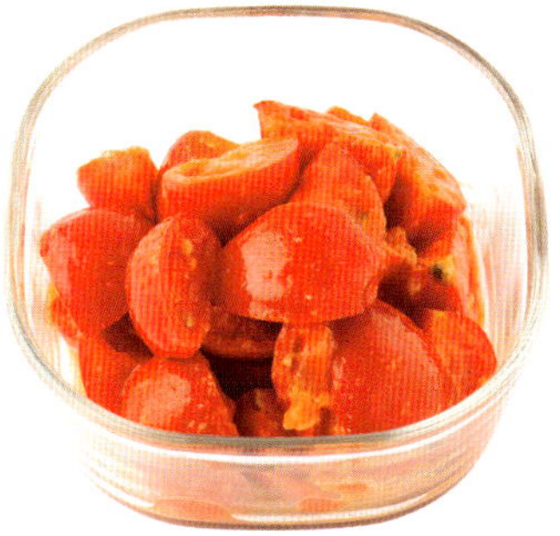

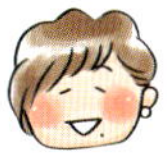

皮が厚めの崩れにくいミディトマトがオススメ！ 普通のトマトでももちろんOK。

材料 （2人分）

ミディトマト … 6個（またはトマト2個）
ごま油 … 小さじ1
しょうがチューブ … 小さじ1
塩こしょう … 少々

作り方

1 トマトは一口大に切る。
2 フライパンにごま油としょうがを強めの中火で熱し、香りが出たらトマトを炒め、しんなりしてきたら塩こしょうで味を調える。

巣ごもりたまご

卵のおかず

うずら卵のカワイイおかず。カンタン栄養おかず

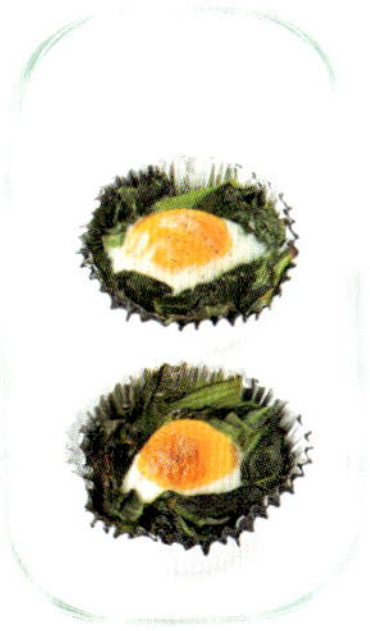

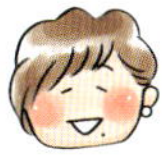

厚めのアルミカップがオススメ。なかったら二枚重ねで。

材料 （2個分）

小松菜 … 2株
うずらの卵 … 2個
しょうゆ … 小さじ1/2
塩こしょう … 少々

作り方

1 小松菜は3cm長さに切って耐熱容器に入れ、ふんわりラップをかけて2分ほどレンチンし、よく水気を切る。しょうゆを加えてサッと和え、アルミカップに入れる。
2 真ん中にうずらの卵を割り入れて塩こしょうをし、オーブントースターで5～6分焼く。

 もやしと豆苗ののりしょうゆ炒め » P55

糖質オフの満足弁当レシピ10

見た目女子弁!?
ネギチー厚揚げ弁当

メインは大きめ厚揚げでしっかり糖質オフ!
冷めてもおいしい!

詰めるだけ

メイン	ネギチー厚揚げ
サブ1	枝豆のみそチー和え
サブ2	パプリカのきんぴら

朝作ろう!

野菜炒め	玉ねぎと長ねぎのカレー風味炒め
すきま埋め	アスパラベーコン巻き

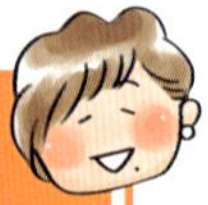

ゆきりち。ココがポイント

厚揚げとアスパラベーコン巻きは一緒に焼いて一気に完成。朝でも作れるカンタン調理。厚揚げは具材を替えればアレンジいろいろ飽きずに楽しめる。珍しく卵のおかずがない弁当なので、卵入りのスープやおから蒸しパン(P117)などをつけるとかなり満足度高め!

オットの感想

今日は整然としてますな。2本のアスパラベーコン巻きが双子みたいでカワイイのう。

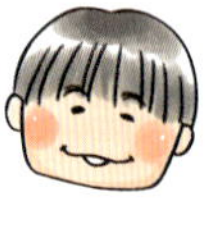

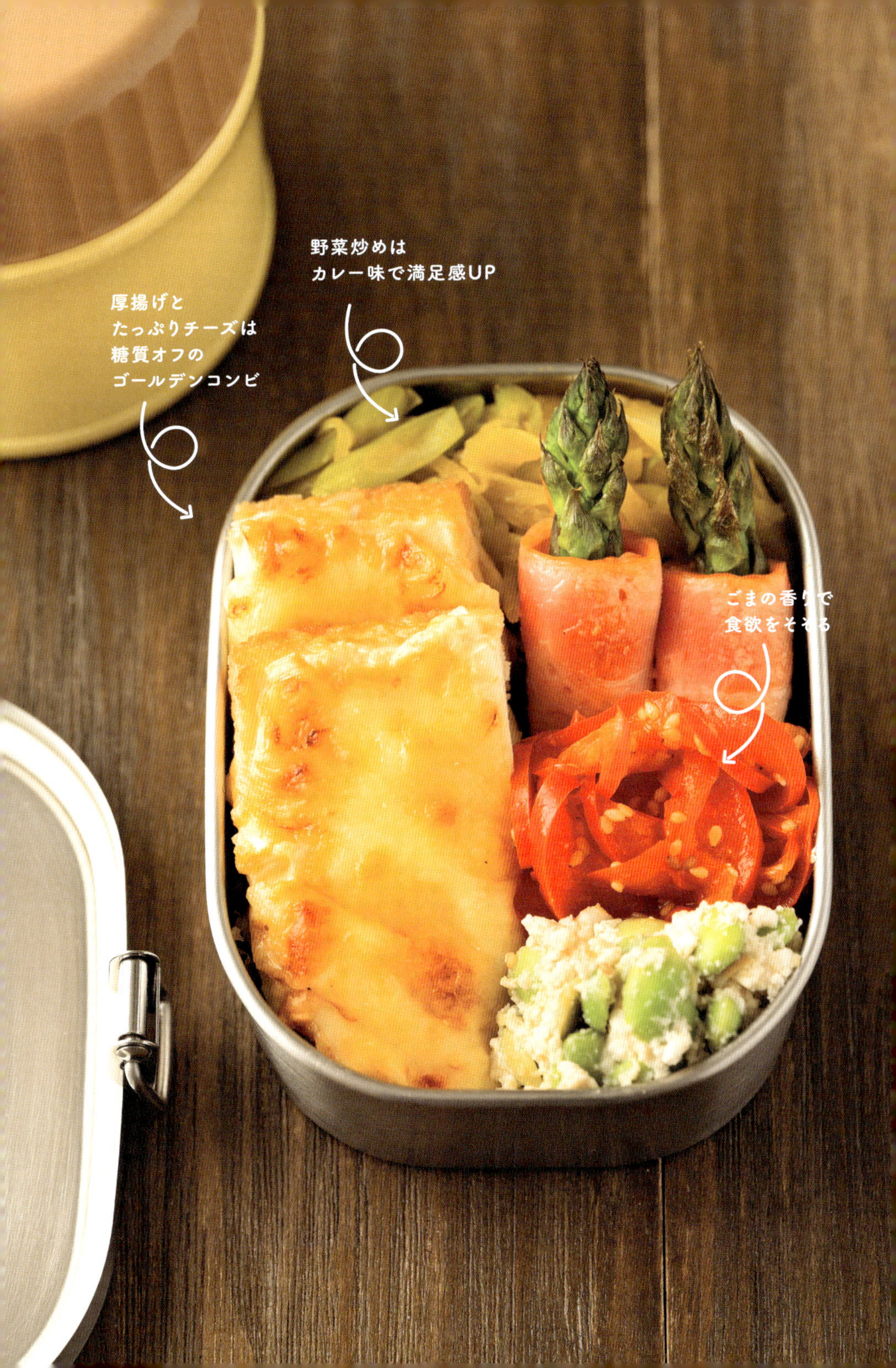
野菜炒めは
カレー味で満足感UP
厚揚げと
たっぷりチーズは
糖質オフの
ゴールデンコンビ
ごまの香りで
食欲をそそる

ネギチー厚揚げ

メインのおかず

厚揚げは糖質オフ食材の決定版！

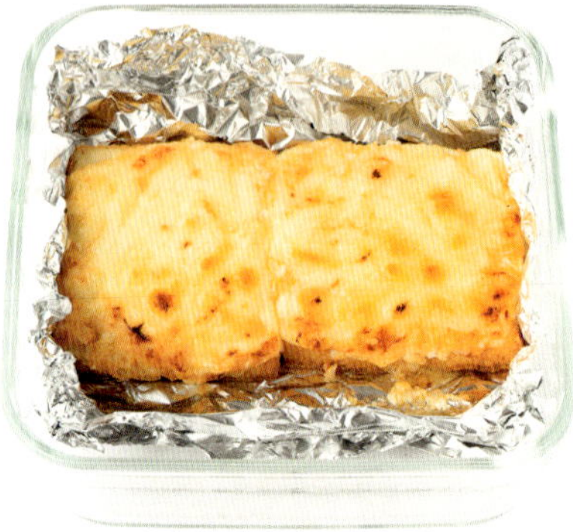

材料 （2人分）

厚揚げ（絹）…1枚
★長ねぎ…30g
★マヨネーズ…大さじ1
★みそ…大さじ1/2
ピザ用チーズ…お好み量（30gくらい）

作り方

1 厚揚げはペーパータオルで包んで油を取り、厚みを半分にするなど好きな大きさに切る。ねぎは粗みじん切りにする。
2 ★を混ぜて、厚揚げの白い部分に塗り、ピザ用チーズをかける。
3 オーブントースターで焼き色がつくまで5分ほど焼く。

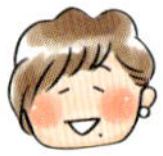

ねぎは大きめの粗みじん切りで食感を残すのがポイント。

枝豆のみそチー和え

サブのおかず1

材料を和えるだけ。朝でも作れるカンタンおかず

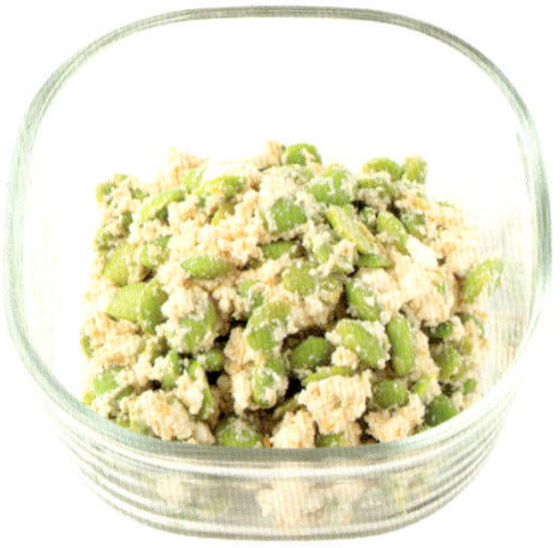

材料 （2人分）

冷凍むき枝豆…70g
★カッテージチーズ…50g
★みそ…小さじ1

作り方

1 むき枝豆は解凍する。
2 ★を混ぜてから1をさっくりと混ぜ合わせる。

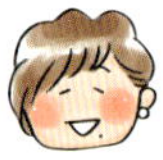

みそとチーズのW発酵食材と豆でいいことずくめ。あっさりカッテージチーズがグー。

パプリカのきんぴら

サブのおかず2

お弁当にもおうちごはんにも役立つ彩りおかず

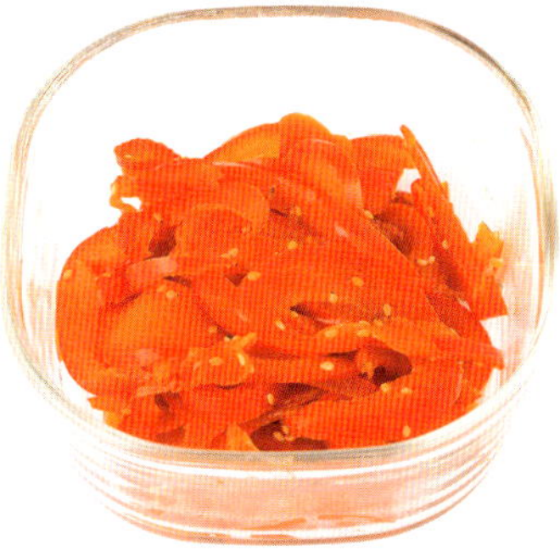

材料 (2人分)

パプリカ…1個
ごま油…小さじ1
しょうゆ…小さじ1
みりん…小さじ1
白いりごま…小さじ1

作り方

1. パプリカは薄切りにする。
2. フライパンにごま油を入れて熱し、**1**を炒める。しょうゆとみりんで味つけし、最後にごまをふる。

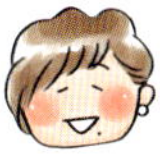

パプリカの色は赤だけでなく黄色を混ぜてもOK。

玉ねぎと長ねぎのカレー風味炒め

野菜炒め

Wネギで食物繊維を摂ろう

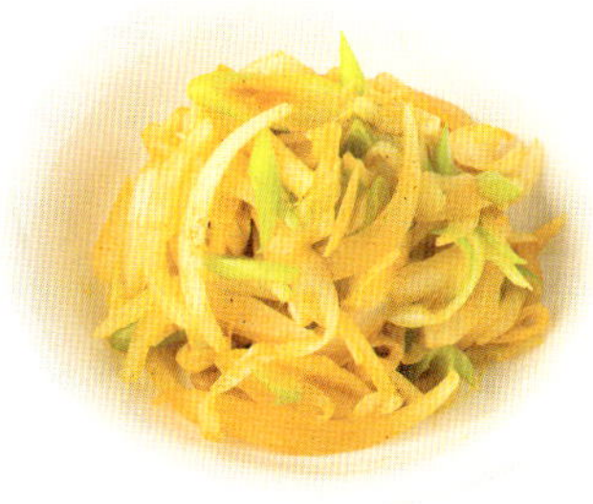

材料 (2人分)

玉ねぎ…1/2個(100g)
長ねぎ…1/2本(50g)
オリーブオイル…小さじ1
塩こしょう…少々
カレー粉…小さじ1/2

作り方

1. 玉ねぎは薄切りに、長ねぎは斜め薄切りにする。
2. フライパンにオリーブオイルを熱し、**1**を炒める。しんなりしたら、塩こしょう、カレー粉を加えて混ぜる。

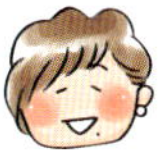

ちょっとのカレー粉でねぎのにおいも気にならなくなります。

コラム　入れるだけで一品になっちゃう

すきま埋め食品

野菜炒め→メインのおかず→サブや卵のおかずを詰めた後に。
ちょっとのすきまや、彩り不足に、ハマっちゃう一品です。

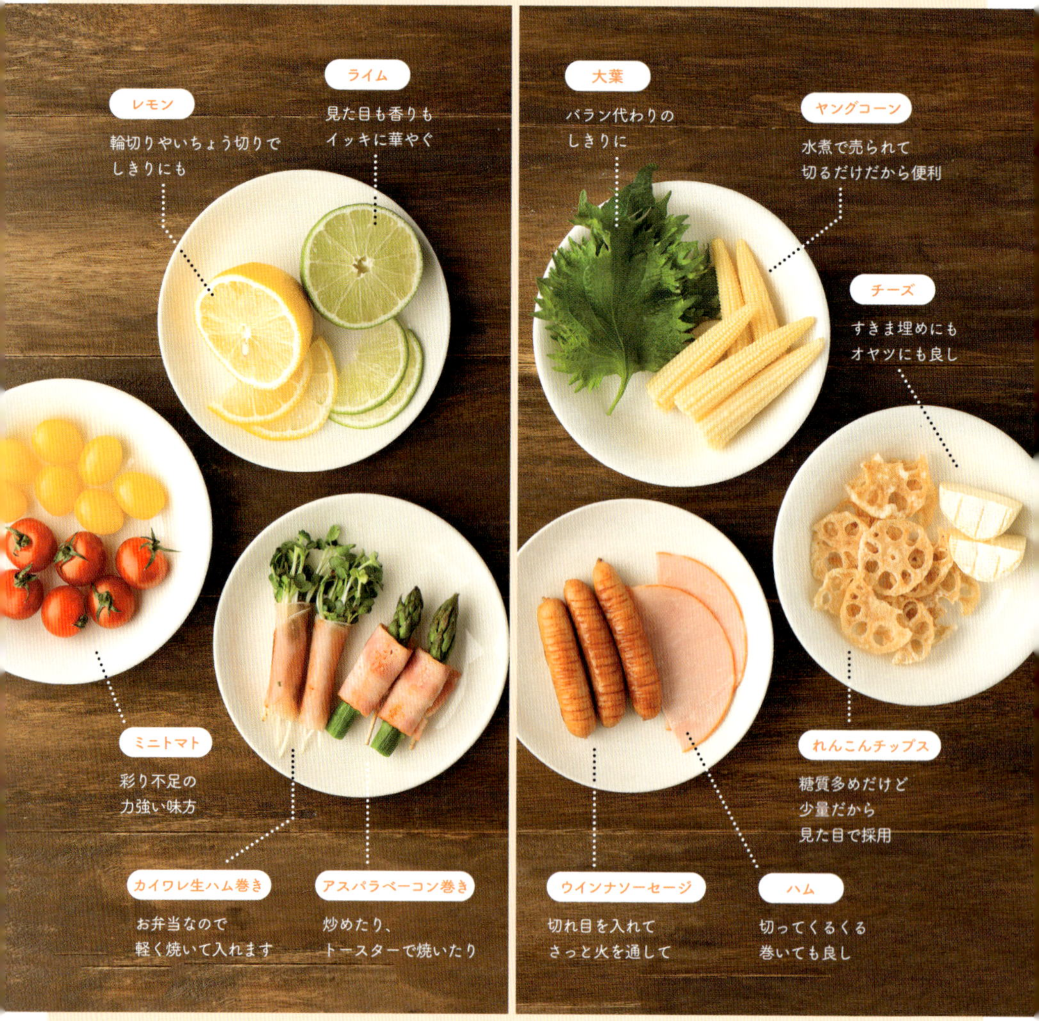
レモン
輪切りやいちょう切りで
しきりにも
ライム
見た目も香りも
イッキに華やぐ
ミニトマト
彩り不足の
力強い味方
カイワレ生ハム巻き
お弁当なので
軽く焼いて入れます
アスパラベーコン巻き
炒めたり、
トースターで焼いたり
大葉
バラン代わりの
しきりに
ヤングコーン
水煮で売られて
切るだけだから便利
チーズ
すきま埋めにも
オヤツにも良し
れんこんチップス
糖質多めだけど
少量だから
見た目で採用
ウインナソーセージ
切れ目を入れて
さっと火を通して
ハム
切ってくるくる
巻いても良し

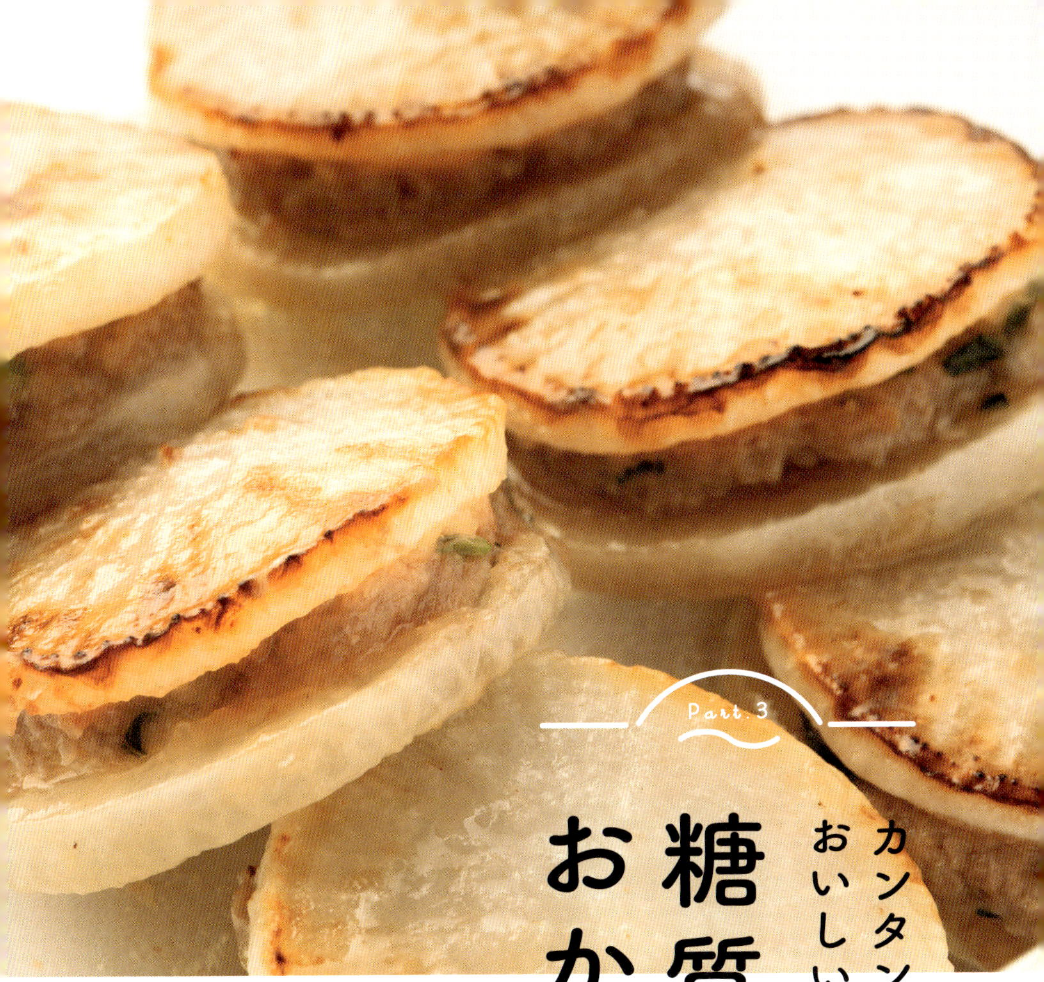

Part.3

カンタン！ おいしい！ しあわせ！

糖質オフのおかずバリエ

ぜひ、作り置きしておきたい、毎日のお弁当やごはんに役立つ、糖質オフのおかずバリエーションをご紹介。ぜんぶ3ステップ以内だからカンタン！

作り置きおすすめ
その1

オットも大満足の

肉・魚のメインおかず

肉・魚のおかずは、糖質ナシだから、思いっきりドーンと入れて、
しっかり油を使ったり、こってりした味つけをして、
満足させる工夫をしています。我が家のおすすめをご紹介します。

はさみ焼き大根

合いびき　焼き

焼き目をきれいにつけてあげると食欲そそる

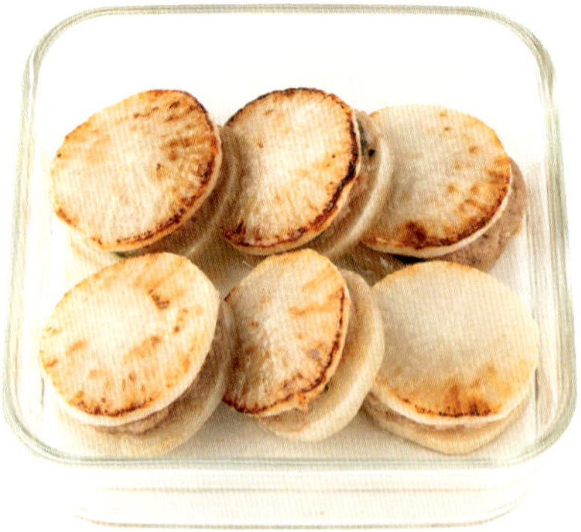

材料（2人分）

合いびき肉…150g
万能ねぎ…2本
大根…300g
★みそ…大さじ1
★酒…大さじ1
片栗粉…適量
サラダ油…小さじ1
酒…大さじ1

作り方

1 ★は混ぜ合わせて溶く。万能ねぎは小口切りにしてボウルに入れ、ひき肉、★を加えてよく練り混ぜる。
2 大根は5mm厚さの輪切りにして（12枚ほど切る）、水気をふいてから内側に片栗粉を薄くふり、1を6等分にしてそれぞれ2枚ではさむ。
3 フライパンにサラダ油を熱して2を並べ、焼き色がついたら上下を返してさらに焼く。酒をまわし入れてフタをし、火が通るまで5分ほど蒸し焼きにする。

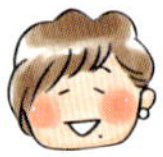

大根はスライサーで切ると厚さがそろうので火の通りが均一になります。

ふわっふわ揚げ

鶏ひき　揚げ

ヘルシーな豆腐も鶏ひき肉と揚げるとボリュームUP

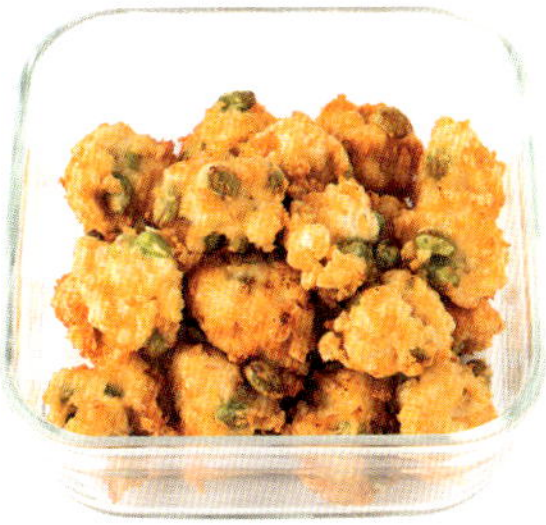

材料（2人分）

鶏ひき肉…150g
木綿豆腐…300g
冷凍むき枝豆…70g
★塩…少々
★しょうゆ…小さじ1
☆片栗粉…少々
☆こしょう…少々
揚げ油…適量

作り方

1 豆腐はペーパータオルで二重に包み、耐熱容器に入れて2分ほどレンチンして水きりをする。ひき肉は★を混ぜる。枝豆は解凍する。
2 ボウルに1、☆を入れてよく混ぜ、一口大に丸める。
3 2を180℃の油で軽く色づくまで揚げる。

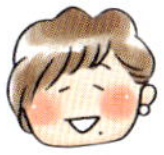

揚げすぎると硬くなるので注意！　枝豆以外にひじきやグリンピースもOK。

レンチン鶏チャーシュー

鶏もも　レンジ

カンタン！　電子レンジさまさま♡のチャーシュー

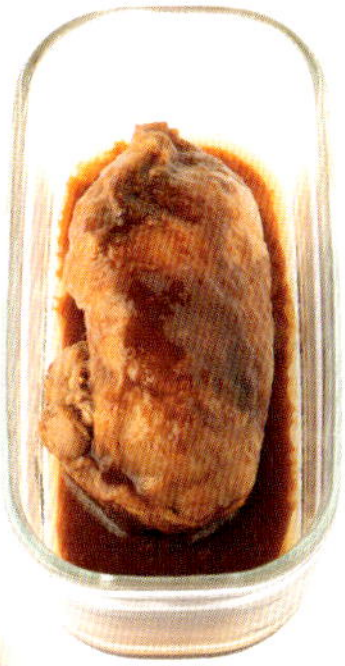

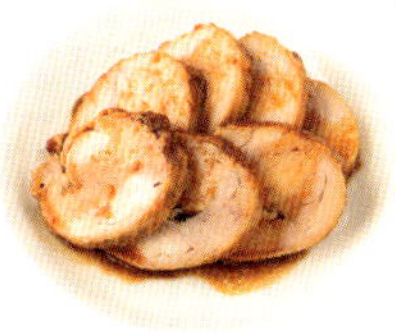

材料（2人分）

鶏もも肉…1枚（300g）
塩…少々
★酒…大さじ2
★しょうゆ…大さじ1
★ソース…大さじ1
★はちみつ…大さじ1/2
★しょうがチューブ…小さじ1
長ねぎの青い部分…10cm

作り方

1 鶏肉は皮面をフォークでブスブス刺してから、両面に塩をふる。皮を外側にしてくるりと巻いて、巻き終わりを爪楊枝4本くらいで縫うように数か所とめる。
2 ファスナー付き保存袋などに★を入れてもみ混ぜてから1を加え、★が鶏肉にまんべんなくいきわたるように空気を抜いて密閉し、30分以上置く。
3 2を耐熱容器に入れてねぎを載せ、ふんわりラップをかけて8分レンチンする。冷めるまでそのまま置く。

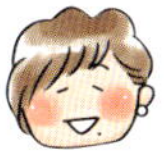

皮が破れる場合がありますが気になさらずに。切ったらわかりません（笑）。

チキトマ アーリオオーリオ

鶏もも　炒め

ほんのちょっとのガーリックが食欲を満たしてくれる

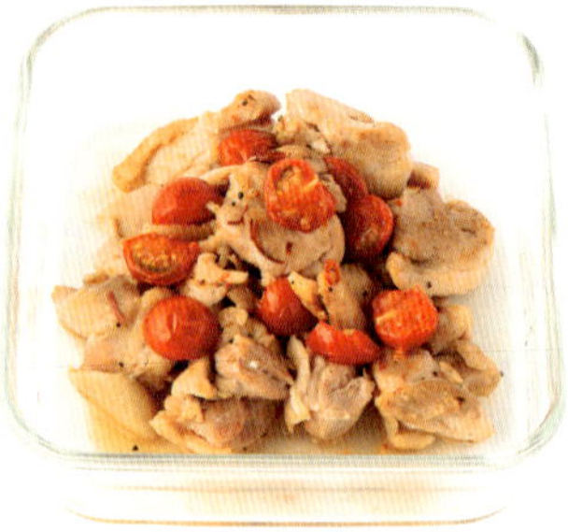

材料（2人分）

鶏もも肉…1枚
ミニトマト…5個
塩こしょう…少々
オリーブオイル…小さじ1
にんにくチューブ…少々
赤唐辛子の小口切り
…ひとつまみ
ブラックペッパー…少々

作り方

1 鶏肉は一口大に切り、塩こしょうをもみこむ。トマトは半分に切る。
2 フライパンにオリーブオイル、にんにくを入れて弱火で熱し、香りが立ったら鶏肉を加えて中火にし、炒め焼きにする。
3 肉の色が変わったら赤唐辛子を加えて鶏肉に焼き色がついたらブラックペッパーをふり、最後にトマトを加えてサッと炒める。

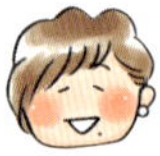

むね肉でもOK！ ミニトマトはしっかりめに火を通してつぶしてもおいしい。

厚切りブーのコチュジャン炒め

豚バラ　炒め

男子は絶対大好き！
ガツンおかず

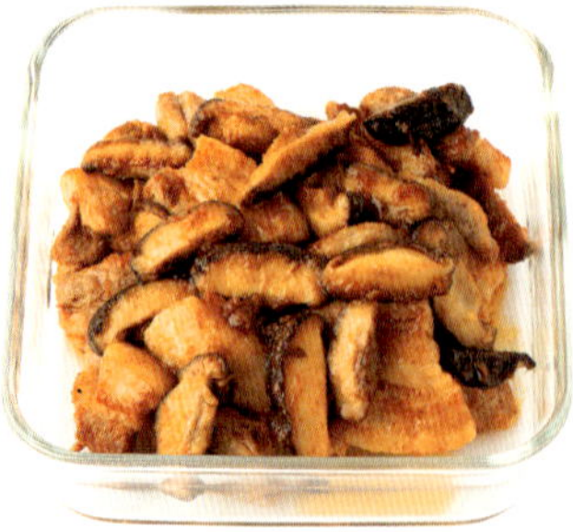

材料（2人分）

豚バラブロック肉…400g
しいたけ…5〜6枚
★酒…小さじ1
★しょうゆ…小さじ1
☆コチュジャン
…大さじ1と1/2
☆白すりごま…大さじ1/2
☆しょうがチューブ
…大さじ1/2
☆酒…大さじ1/2
☆砂糖…小さじ1/2
サラダ油…小さじ1
ごま油…小さじ1
白いりごま…お好み量

作り方

1 豚肉は2cm厚さに切り、★をもみこむ。しいたけは軸を除いて1cm幅に切る。☆は混ぜ合わせる。
2 フライパンにサラダ油を熱して豚肉をじっくりと焼く。焼き色がついたら返して焼く。
3 しいたけを加えて炒め、☆を加えてからめる。しんなりしたらごま油をまわしかけ、ごまをふる。

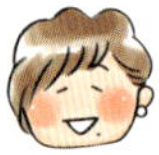

なるべく脂身の少ないバラを選んであげるのが愛情（笑）。脂身おいしいんだけどね。

ほんのりBBポーク

豚　焼き

BBはバーベキュー…じゃなくブルーベリー！

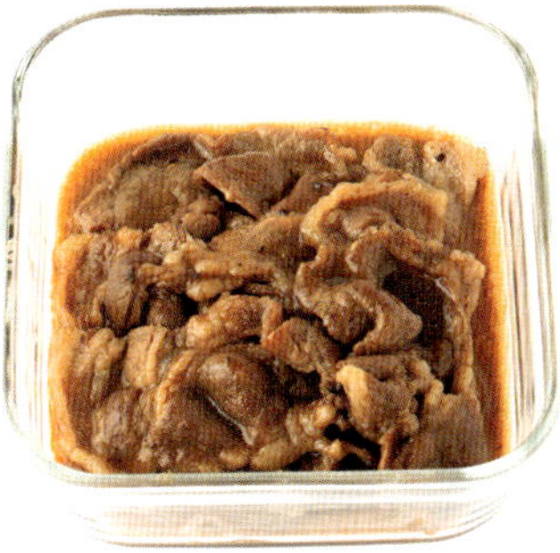

材料（2人分）

豚肩ロース薄切り肉…400g
塩こしょう…少々
★ブルーベリージャム（下記コラム）…大さじ1
★酒…大さじ2
★しょうゆ…大さじ2

作り方

1 ポリ袋に★を入れ、もみ混ぜる。
2 豚肉はお好みの大きさに切り、軽く塩こしょうをする。1に入れて袋の上からよくもむ。
3 フライパンを熱し、2を汁ごと入れて肉の色が変わるまで焼く。

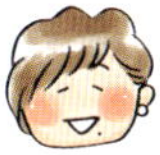

ジャムはできれば自家製、または糖質オフのものを！

＼＼肉だれにも合う！／／

カンタン自家製ブルーベリージャムの作り方

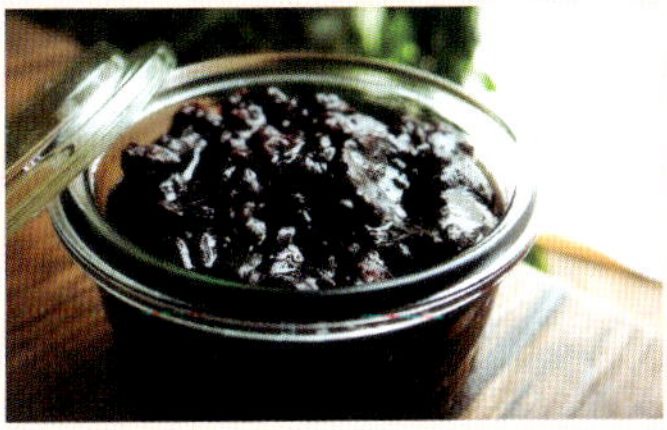

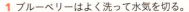

材料

ブルーベリー（冷凍でもOK）…1kg
ラカントS液状（またはグラニュー糖）
…400〜500g

作り方

1 ブルーベリーはよく洗って水気を切る。
2 鍋にブルーベリーと液状ラカントを入れ（水は入れない）、焦げないように木ベラなどで混ぜながら煮て、水分が出て沸騰してきたら弱火にする。
3 混ぜ続け、ドロッとした感触が出てきたら出来上がり（熱いうちに清潔な容器に移して保存）。

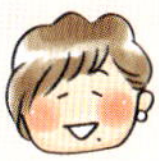

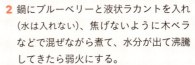

糖分はブルーベリーの40〜50％と覚えましょう。冷凍ブルーベリーの場合は鍋に材料を入れたら少し放置して、解凍したら火にかけます。いちごや他のベリーでも大丈夫。

みそ照りブー七味風味

豚　焼き

七味たっぷりで大人の味に♡

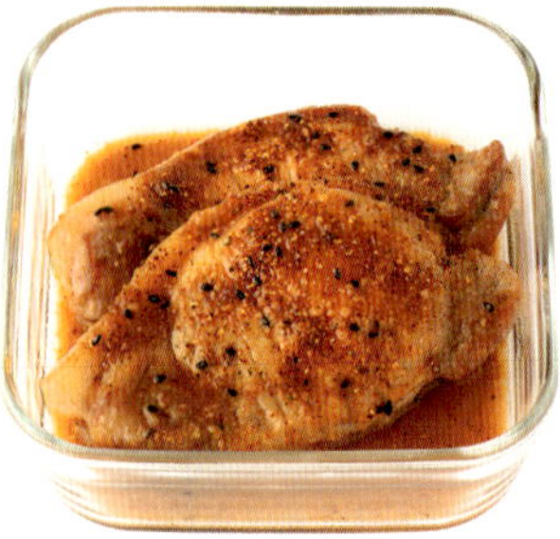

材料（2人分）

豚ロース肉
　（とんかつ用）… 2枚
塩こしょう … 少々
★みそ … 大さじ1/2
★みりん … 大さじ1
サラダ油 … 小さじ1
酒 … 大さじ1/2
七味唐辛子 … お好み量

作り方

1 豚肉は筋切りをし、塩こしょうをする。★は混ぜ合わせる。

2 フライパンにサラダ油を熱して豚肉を焼く。焼き色がついたら返し、もう片面も焼き色がついたら酒を加えてフタをし、火が通るまで2分ほど焼く。

3 ★を加えてからめ、最後に七味をふる。

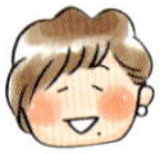

みそは焦げやすいので、注意しながら照り照りにからめるのがおいしさのコツ！

なんちゃっていかめし

いか　煮

え!?　糖質制限中でもいかめし食べられるの？

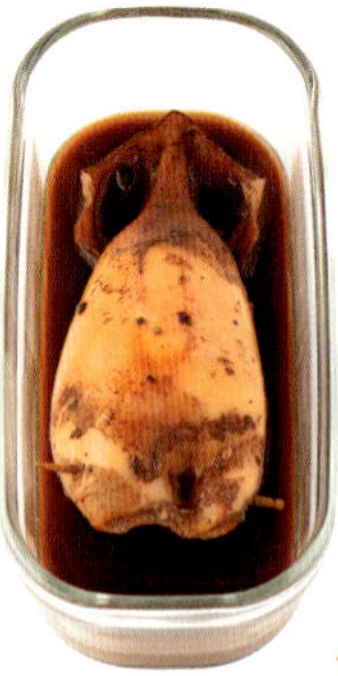

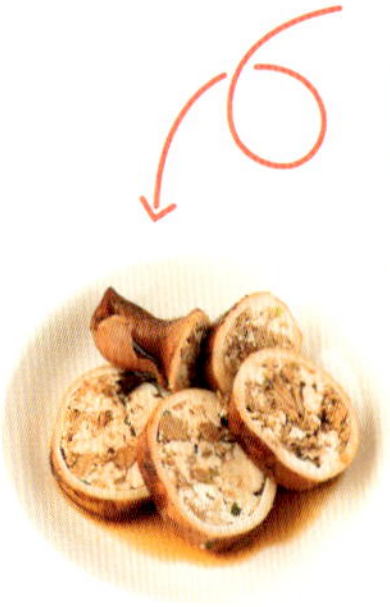

材料（2人分）

いか（胴のみ）… 1杯
木綿豆腐 … 100g
ツナ水煮缶 … 1缶
万能ねぎ … 1本
★だし汁
　… 1と1/2カップ
★しょうゆ
　… 大さじ1と1/2
★酒 … 大さじ1/2
★みりん … 大さじ1/2

作り方

1 豆腐はペーパータオルで二重に包み、耐熱容器に入れて2分ほどレンチンして水きりをする。ツナは汁気を切る。万能ねぎは小口切りにする。

2 ボウルに1を入れて混ぜ、いかに詰めて爪楊枝で口をとめる。

3 小鍋に★を入れて火にかけ、煮立ったら2を加えて落としブタをし、煮汁が少なくなるまで20分ほど煮て、そのまま冷ます。

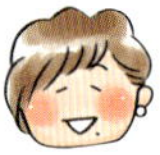

中身は、ちょっと量が足りないかな？　くらいでちょうどいいです。いかが縮んでくれます。

鮭の梅ソテー

鮭　焼き

梅の酸味がクセになる、焼いてからめるだけのソテー

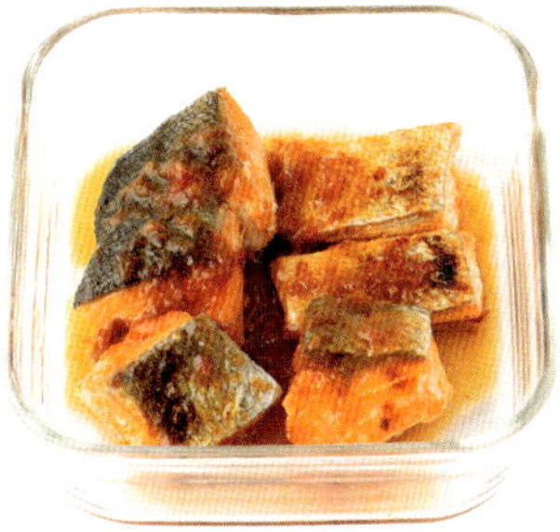

材料（2人分）

- 鮭の切り身…2切れ
- ★梅干し…1個
- ★酒…大さじ1
- ★みりん…大さじ1
- ★しょうゆ…小さじ1
- サラダ油…小さじ1

作り方

1 鮭は水気をふき、3等分に切る。

2 梅干しは種を取り、包丁で細かくたたく。★はすべて混ぜる。

3 フライパンにサラダ油を熱して1を焼き、焼き色がついたら★を加えて火が通るまで煮からめる。

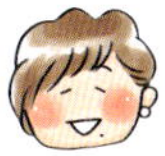

定番の焼き鮭に飽きたら、ぜひ。晩ごはんには、切らずに大きいまま焼いてからめるのがオススメです。

ぶりのカレムニ

ぶり　焼き

しょうゆとみりんが隠し味の和風ムニエル

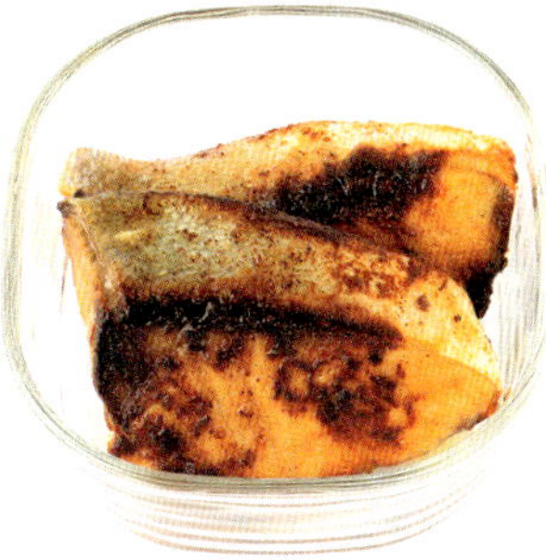

材料（2人分）

- ぶりの切り身…2切れ
- ★しょうゆ…小さじ1
- ★みりん…小さじ1
- ☆大豆粉…大さじ2
- ☆カレー粉…小さじ1/2
- ☆塩…少々
- サラダ油…小さじ1
- バター…10g

作り方

1 ぶりは水気をふいてから、★で下味をつけて5分ほど置く。

2 ☆を混ぜ、1にまぶす。

3 フライパンにサラダ油とバターを熱して2を焼き、両面に焼き色がついたらフタをして1分ほど火を通す。

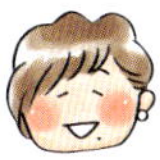

冷めてもおいしい味つけです。ぶりだけじゃなく、たらや鮭でもGOOD！

フライパンロービー

牛　焼き

こんなにカンタンなら毎日気軽に作れる！

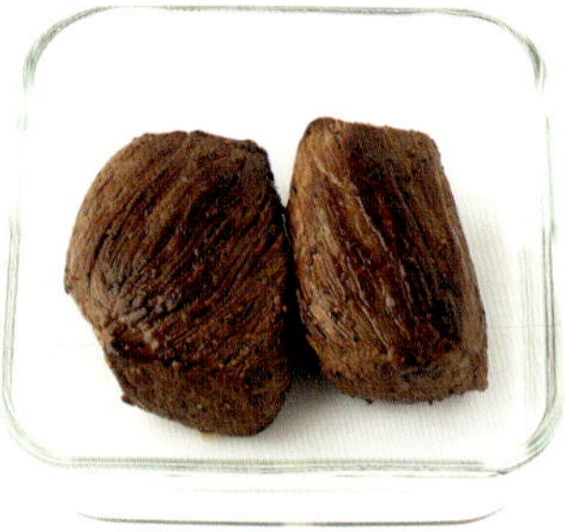

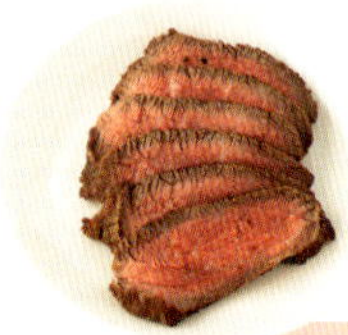

材料（2人分）

牛もも肉ブロック…500g
★塩…小さじ1
★ブラックペッパー…お好み量
オリーブオイル…適量

作り方

1 牛肉は常温に10分ほど置いてから★をよくすり込む。
2 フライパンにオリーブオイルを弱めの中火で熱して1を入れ、すべての面にしっかり焼き色がつくまで3〜5分焼く。
3 取り出して、熱いうちにアルミホイルで二重に包み、その上からさらにペーパータオルなどで包んで、30分ほど置く。

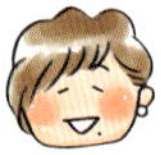

しっかりめに調味料をすり込むのがポイント！　ソースなしでも食べられます！　お好みで自家製ぽん酢（P120）+大根おろしもね♡

みそバタお揚げ

油揚げ　トースター

串に刺したお揚げに塗って焼くだけ。お手軽おかず

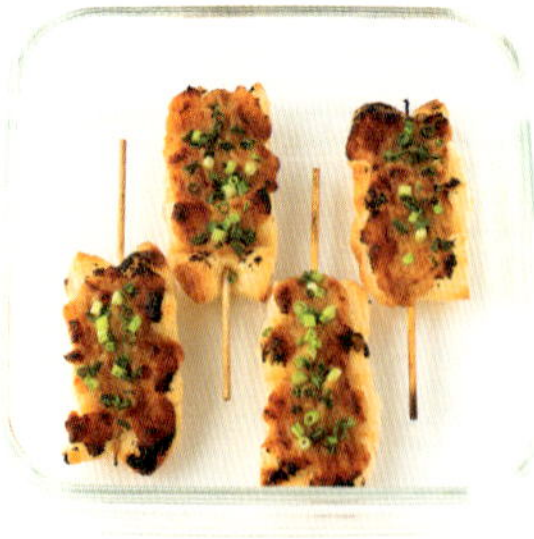

材料（2人分）

油揚げ…2枚
万能ねぎ…1本
★みそ…小さじ1
★バター（常温）…小さじ1（4g）

作り方

1 油揚げはペーパータオルで油をおさえ、縦2〜3等分に切り、波を立たせるようにして串に刺す（お弁当箱に入れやすい短めの串がオススメ）。
2 万能ねぎは小口切りにして、仕上げ用に少し取り分け、残りを★とよく混ぜ合わせ、油揚げに塗る。
3 オーブントースターで焼き色がつくまで2〜3分焼き、万能ねぎをふる。

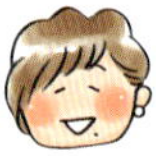

見た目にもGOOD！
みそは焦げやすいので
加減を見ながら焼いて
くださいね！

作り置き
おすすめ
その2

野菜ギライも
ペロリと食べちゃう

サブのおかず

野菜のおかずは、いろどりを意識して、
なるべくカラフルになるように献立を考えています。
ということで、おかずの色順に、
我が家のおすすめレシピをご紹介します。

アスパラとエリンギのマスタードマヨ焼き

緑のおかず　トースター

焼いたマヨネーズがしっかりからんでおいしい

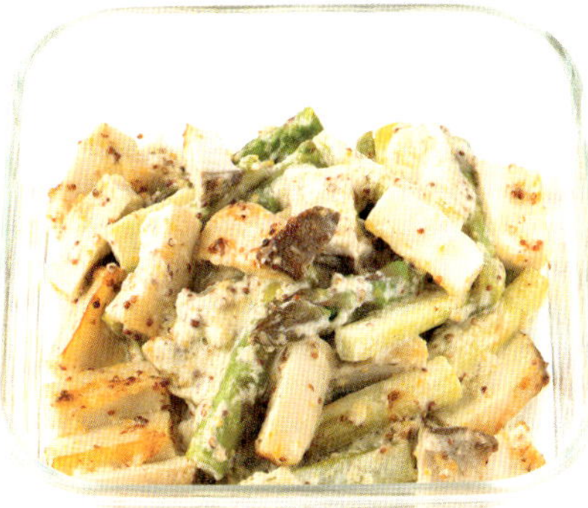

材料 (2人分)

アスパラガス … 4〜5本
エリンギ … 2本
★マヨネーズ … 大さじ3
★粒マスタード … 小さじ2
★塩こしょう … 少々

作り方

1 アスパラガスは硬い部分の皮をむき、長さを3〜4等分にする（太ければ縦半分に切る）。エリンギは食べやすい大きさに切る。
2 耐熱容器に★を混ぜ、1を加えて和えたら、オーブントースターで5分ほど焼く。

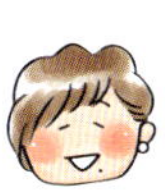

冷めてもおいしい。エリンギ以外のきのこでもOK!

にんじんとキャベツの塩昆布和え

緑のおかず　レンジ

ゆでずにレンチン、和えるだけ

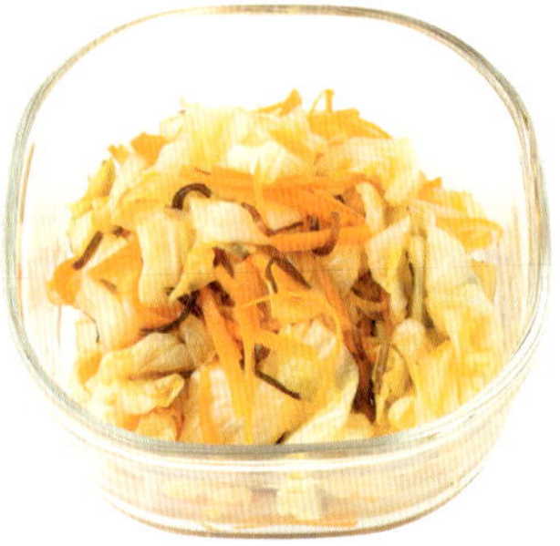

材料（2人分）

にんじん…30g
キャベツ…150g
塩昆布…2g
しょうゆ…小さじ1
ごま油…小さじ1

作り方

1 にんじんはせん切りにし、キャベツは食べやすい大きさにザクザク切る。塩昆布は細かく切る。
2 耐熱容器ににんじんとキャベツを入れて混ぜ、ふんわりラップをかけて3分ほどレンチンし、よく水気を切る。
3 塩昆布→しょうゆ→いりごまの順に加え、そのつど和える。

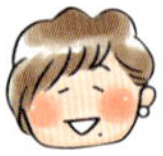

ポイントがないくらいラクチン。カンタンおいしいって大事です。

小松菜ともやしのごまみそ和え

緑のおかず　レンジ

クセのない小松菜ともやしにごまみそ味でアクセント

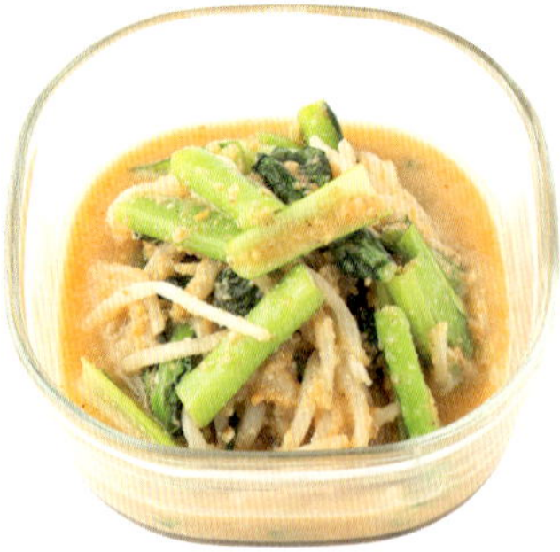

材料（2人分）

小松菜…1/2袋（100g）
もやし…1/2袋（100g）
みりん…大さじ1
★みそ…大さじ1
★白すりごま…大さじ2
★砂糖…小さじ1
★しょうゆ…少々

作り方

1 小松菜は根元を切り落とし、もやしくらいの長さに切る。耐熱ボウルにもやしと一緒に入れて、ふんわりラップをかけて2分ほどレンチンする。ザルに上げて粗熱を取ってから、水気をしっかり切る。
2 別の耐熱容器にみりんを入れ、ラップをせずに30秒ほどレンチンする。★を加えて混ぜ、1も加えて和える。

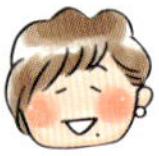

レンチンカンタンおかず。頑張ってもやしのヒゲ根を取るといっそうおいしい。

チンゲン菜ときくらげの塩辛炒め

緑のおかず　炒め

チンゲン菜ときくらげの異なる食感がおいしい

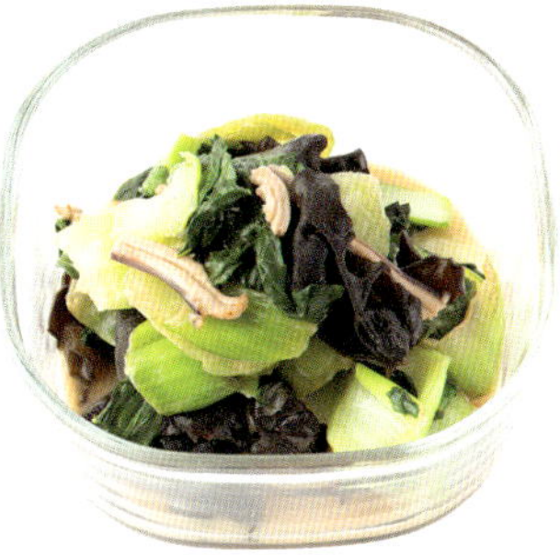

材料　（2人分）

チンゲン菜…150g
乾燥きくらげ…3g
サラダ油…小さじ1
いかの塩辛…大さじ1
塩こしょう…少々

作り方

1 きくらげは水で戻し、一口大に切る。チンゲン菜は葉と茎に分け、葉はザクザク切り、茎は細めのそぎ切りにする。
2 フライパンにサラダ油を強火で熱し、チンゲン菜と塩辛を炒め、油がまわったら、きくらげを加えてさっと炒め、塩こしょうで味を調える。

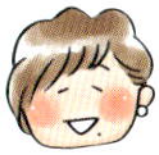

塩辛は、実は万能調味料になる！　煮込みにも炒め物にもGOOD。

チンゲン菜の梅和え

緑のおかず　ゆで

味つけは梅干しだけ！　つるっとしたチンゲン菜とよくからむ

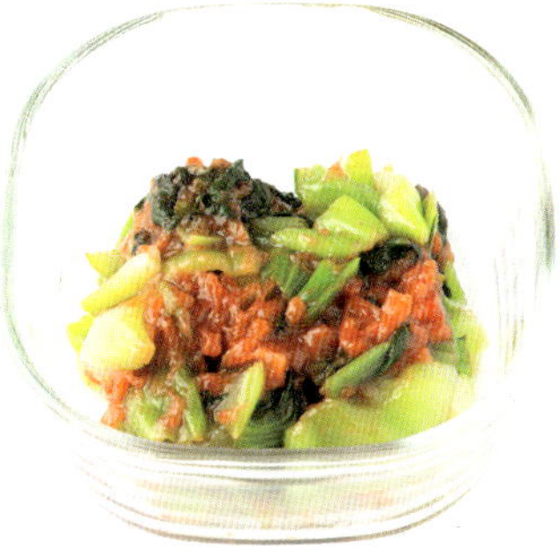

材料　（2人分）

チンゲン菜…200g
梅干し…1個
オリーブオイル…小さじ1
塩…少々

作り方

1 チンゲン菜は葉をザクザク切り、茎は一口大に切って、しんなりするまで塩ゆでする。粗熱が取れたら水気を絞る。
2 梅干しは種を取り、オリーブオイルでのばす。
3 ボウルに1を入れ、2を加えて和える。

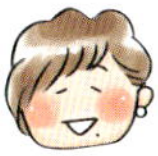

梅干しは包丁でたたかず、オリーブオイルでのばして滑らかに。梅たっぷりがおいしい。

豆苗と桜えびの
オイスターソース炒め

緑のおかず　炒め

ほんのり桜えびが野菜を食べやすくする

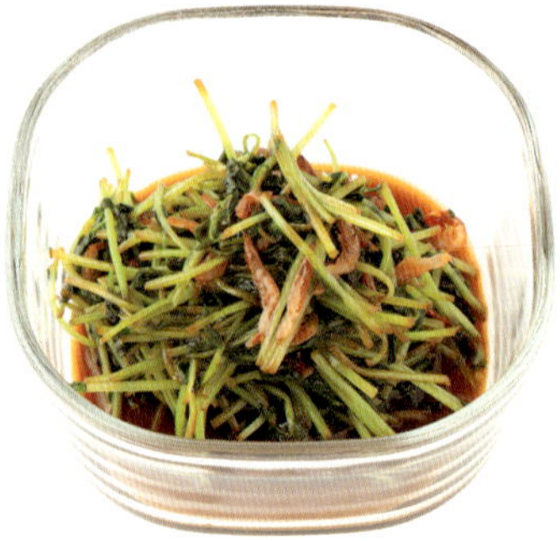

材料　（2人分）

豆苗…1パック
乾燥桜えび…大さじ1
ごま油…小さじ1
★オイスターソース…大さじ1/2
★酒…大さじ1/2

作り方

1 豆苗は根元を切り落とし、半分くらいの長さに切る。
2 フライパンにごま油を強火で熱して豆苗を炒め、しんなりしてきたら中火にして、桜えびを加えてさっと炒め、★を加えてからめる。

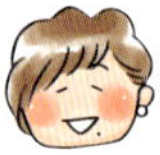

桜えびは、釜揚げでも乾物でもOK！　糖質高めのオイスターソースもほんの少しならOK。

豆苗の酢みそ和え

緑のおかず　レンジ

レンチン調理なので朝でも余裕で作れちゃう

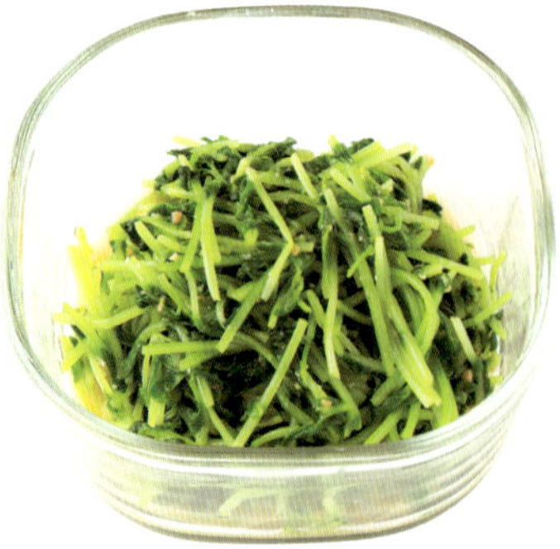

材料　（2人分）

豆苗…1パック
★みそ…小さじ2
★酢…小さじ2
★はちみつ…小さじ2
★かつお節…5g

作り方

1 豆苗は根元を切り落とし、3等分くらいに切る。耐熱容器に入れ、ラップをふんわりとかけて2分ほどレンチンし、よく水気を切る。
2 ボウルに★を混ぜ、1を加えて和える。

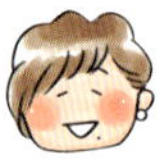

豆苗はコスパ良しで、どんな味にも合う！　シャキシャキした食感も楽しめる。

わかめといんげんのおかかソテー

黒いおかず　炒め

食物繊維をわかめの和風ソテーでたっぷり摂取！

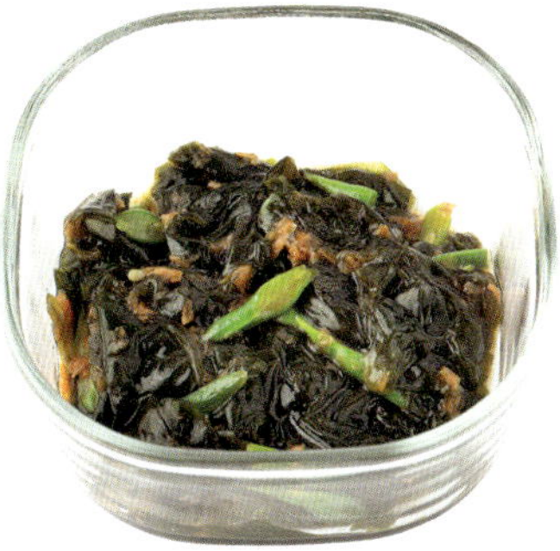

材料 （2人分）

乾燥わかめ…3g
いんげん…3本
ごま油…小さじ1
★しょうゆ…小さじ1
★かつお節…5g

作り方

1 わかめは水で戻し、水気を絞る。いんげんは斜めに薄く切る。
2 フライパンにごま油を熱し、いんげんを炒める。色が鮮やかになったらわかめを加え、★を加えて混ぜる。

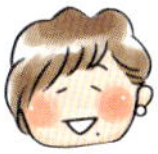

不足しがちな食物繊維を補い、便秘解消＆デトックスに効果ありのおかず！

めんたいわかめ

黒いおかず　煮

超ヘルシー＆超低糖質な常備菜の定番！

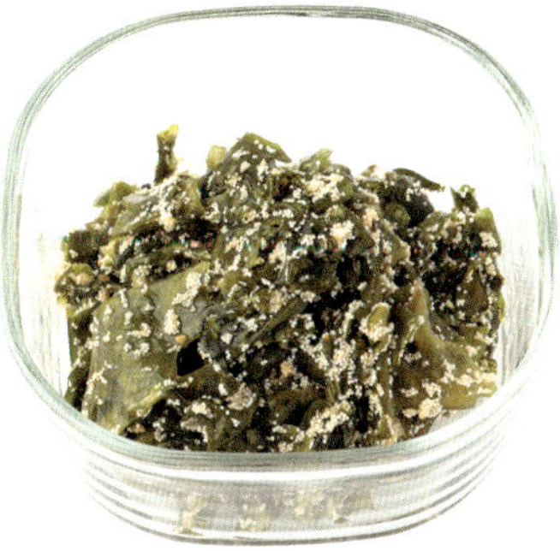

材料 （2人分）

乾燥わかめ…5g
辛子明太子…1/2腹（40g）
★だし汁…1/2カップ
★みりん…小さじ1
ごま油…小さじ1

作り方

1 わかめは水で戻し、水気を絞る。明太子は薄皮を除き、★と混ぜる。
2 小鍋またはフライパンに1を入れて火にかけ、汁気がほぼなくなるまで煮て、最後にごま油を加えて混ぜる。

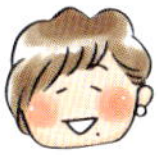

ミネラル豊富なわかめにプチプチ食感がクセになる。だし汁はうすめに。

ヤングコーンとウインナの焼きサラダ

茶のおかず　トースター

忙しい朝にパパッとできる！　カンタンな一品

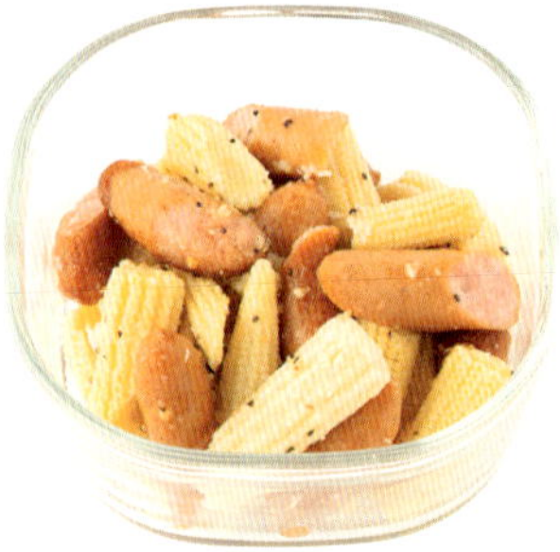

材料　（2人分）

ヤングコーン…10本
ウインナソーセージ…5～6本
オリーブオイル…小さじ1
粉チーズ…大さじ1
ブラックペッパー…適量

作り方

1 ヤングコーンは斜め半分に切る。ウインナは斜め2～3等分に切る。
2 オーブントースターの天板にアルミホイルを敷いて**1**をのせる。オリーブオイルを加えて和え、粉チーズとブラックペッパーをふり、5分ほど焼く。

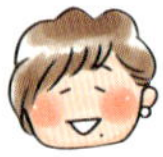

ボリュームもあって大満足。ウインナは糖質ゼロのものを使うのがオススメ！

えのきんぴら

茶のおかず　炒め

使う食材は全部ヘルシー＆低糖質！

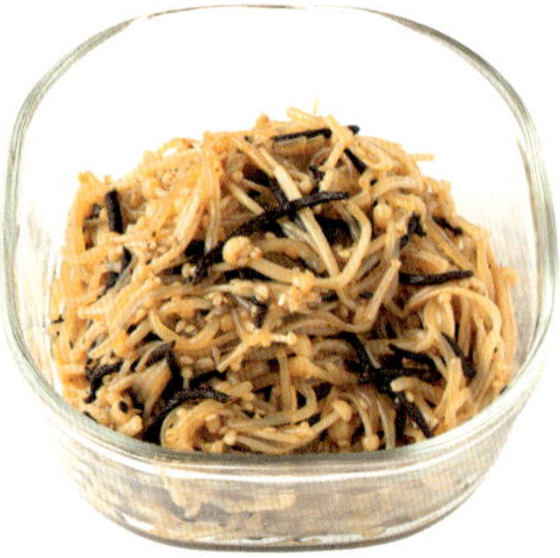

材料　（2人分）

えのきだけ…100g
しらたき…1/2袋
乾燥ひじき…3g
ごま油…小さじ1
★みりん…大さじ2
★しょうゆ…大さじ1
七味唐辛子…お好み量
白いりごま…お好み量

作り方

1 ひじきは水で戻して水気を切る。えのきは根元を切り落としてほぐす。しらたきはサッとゆで、えのきと同じくらいの長さに切る。
2 フライパンにしらたきを入れてからいりし、水気が飛んだらごま油、えのき、ひじきを加えて炒める。えのきがしんなりしたら、★を加えて汁気がなくなるまで炒め煮する。
3 お好みで七味とごまをふる。

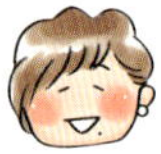

えのきもひじきもしらたきも低糖質だから安心してパクパクいっちゃってください。

こんにゃくとしめじの甘辛煮……… 茶のおかず 煮

低糖質食材のこんにゃくで食べごたえアップ

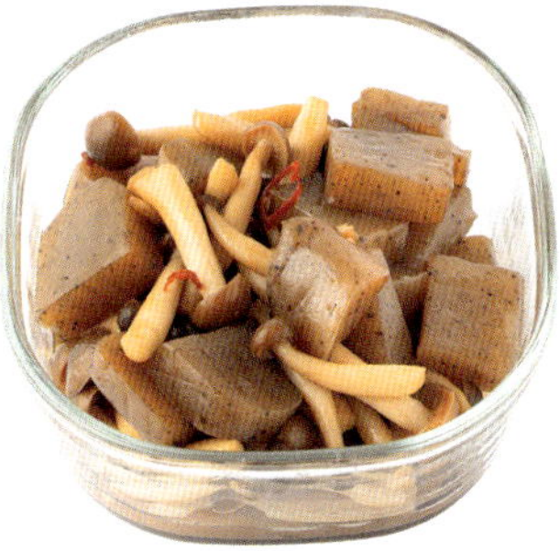

材料 (2人分)

板こんにゃく…1枚
しめじ…1パック
塩…少々
★ごま油…小さじ2
★赤唐辛子(小口切り)
…お好み量
★だし汁…1/2カップ
★しょうゆ…大さじ1
★砂糖…大さじ1/2
★みりん…大さじ1/2

作り方

1 しめじは石づきを取ってほぐす。こんにゃくは塩をふってもみ、柔らかくなったら水洗いする。格子状に浅く切り目を入れてから食べやすい大きさに切って、サッとゆでる。
2 フライパンにこんにゃくを入れてからいりし、水気が飛んだら★、しめじを加えて炒める。★をからめ、汁気がなくなるまで炒り煮にする。

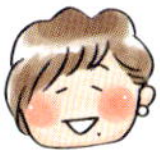

赤唐辛子を入れず、最後に七味唐辛子をふってもOK。

スナップえんどうとサラダチキンのカレマヨ和え……… 茶のおかず ゆで

カレーもマヨも男子は大好き!

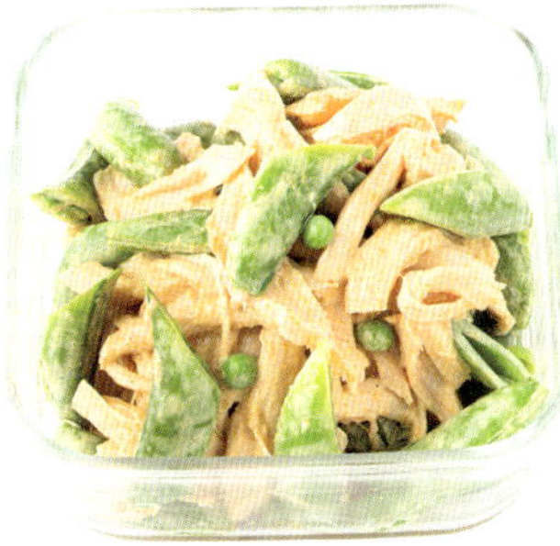

材料 (2人分)

スナップえんどう
…15本
サラダチキン
プレーン味(市販)
…150g
塩…少々
★マヨネーズ…大さじ3
★カレー粉…小さじ1
★しょうゆ…小さじ1

作り方

1 スナップえんどうは筋を取り、サッと塩ゆでする。大きいものは斜め半分に切る。
2 サラダチキンは手で裂くか食べやすい大きさに切る。
3 ボウルに★を混ぜ、1と2を加えて和える。

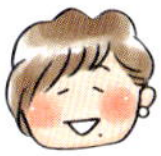

サラダチキンで食べごたえしっかりのボリュームおかず。

サラダチキンの
みそ田楽

茶のおかず　トースター

サラダチキンにあぶった甘みそが香ばしい

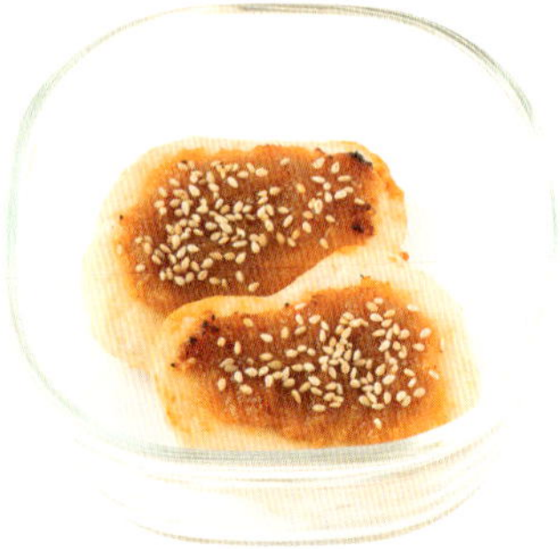

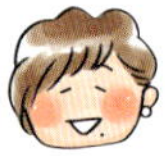

そのまま食べられるサラダチキンにひと手間かければ立派なおかず。

材料（2人分）

サラダチキン プレーン味（市販）…150g
★みそ … 小さじ1
★砂糖 … 小さじ1/2
白いりごま … 少々

作り方

1 サラダチキンの水気をふき、上に混ぜた★を塗って、ごまをふる。
2 オーブントースターで3〜4分焼く。

長ねぎとわかめの
ごまマリネ

茶のおかず　焼き

魅力は焼いたねぎの香ばしさだけじゃない

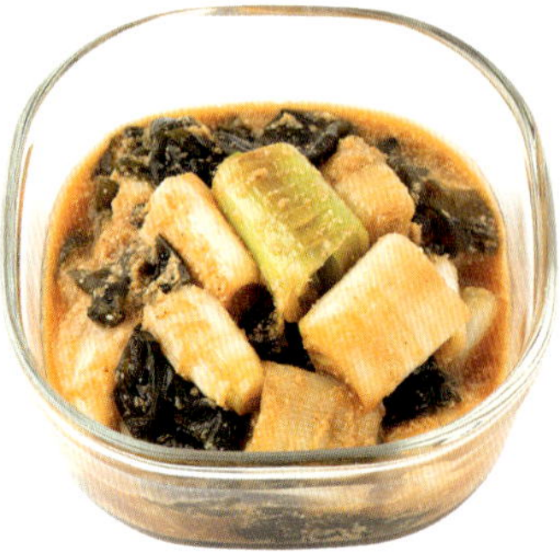

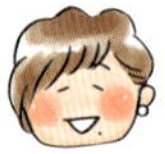

ごま油とごまの香ばしさが加わる和風マリネ。太いねぎは中のやわらかい部分を使って。

材料（2人分）

長ねぎ … 2本
乾燥わかめ …3g
ごま油 … 小さじ1
★白すりごま … 大さじ2
★しょうゆ … 大さじ2
★酢 … 大さじ1

作り方

1 わかめは水で戻し、水気を絞る。ねぎは横に細かく切り目を入れてから一口大に切る。
2 フライパンにごま油を熱し、ねぎを入れて焼き目をつけながらしんなりするまで焼く。
3 ボウルに★を混ぜ、1、2を加えてよく混ぜる。

かぶのカレーマリネ

白いおかず　和え

淡白なかぶもカレーマジックでパクパクいける

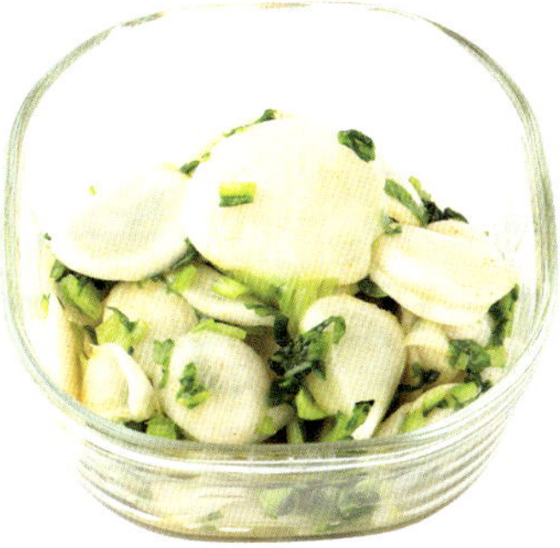

材料（2人分）

かぶ…3個
塩…小さじ1/2
★酢…大さじ1
★オリーブオイル…大さじ1と1/2
★塩こしょう…少々
★カレー粉…小さじ1/4

作り方

1 かぶは葉を切り落とし、縦に薄切りにして、葉の1/2量は細かく切る。塩をふってしんなりしたら水気を絞る。
2 ボウルに★を混ぜ、1を加えて30分ほど置く。

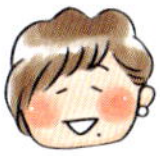

日ごとに味がしみていきます。残った葉はおみそ汁などに使ってね。

レンチンピクルス

白いおかず　レンジ

お好みでいろいろアレンジできるよ！

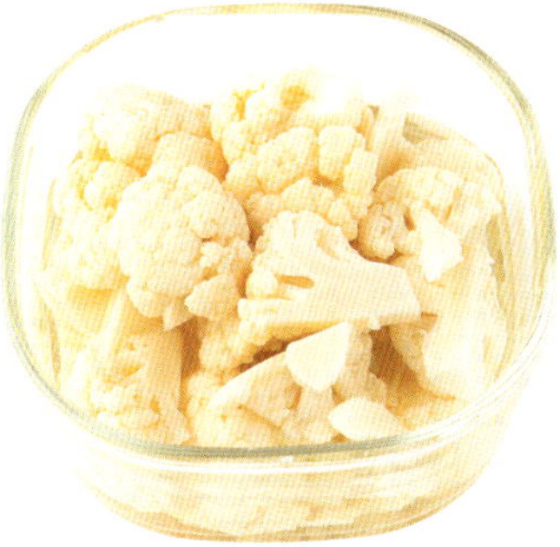

材料（2人分）

カリフラワー…1/2個（200g）
★酢…大さじ4
★水…大さじ4
★砂糖…大さじ1
★塩…小さじ1/2

作り方

1 カリフラワーは小さめの小房に分ける。
2 耐熱ボウルに1と★を入れ、ふんわりラップをかけて3分ほどレンチンする。混ぜ合わせて冷蔵庫で冷ましてなじませる。

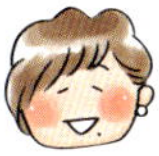

余熱で柔らかくなりすぎないよう、レンジから出したらラップは外してね。

めんたいきのこ

白いおかず　蒸し

低糖質&食物繊維たっぷりのきのこをモリモリ食べよう

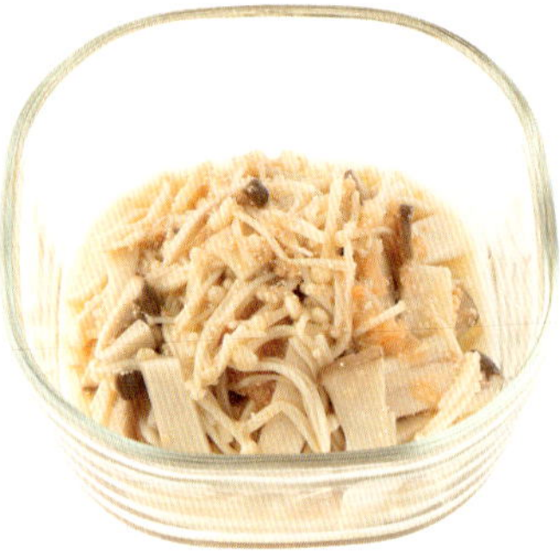

材料（2人分）

- お好きなきのこ数種…計100g
- 辛子明太子…1/2腹
- バター…10g
- 酒…大さじ1
- こしょう…少々

作り方

1. きのこは石づきを切り落とし、食べやすい大きさに裂いたり切ったりする。明太子は薄皮を除き、ほぐす。
2. フライパンにフライパン用アルミホイルを敷いてバターを溶かし、きのこを載せてバターを軽くからめる。酒、明太子、こしょうを加えて混ぜたら、ホイルを閉じて火を止め、冷めるまでそのまま置く（余熱で火を通す。フライパン用アルミホイルがない場合は、フタをすればOK）。

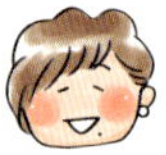

きのこはしめじやエリンギなどお好きなもので。余熱で火を通すカンタンおいしいひと品。

たらバタしらたき

白いおかず　炒め

のり香るたらこプチプチおいしいパスタ風したらき炒め

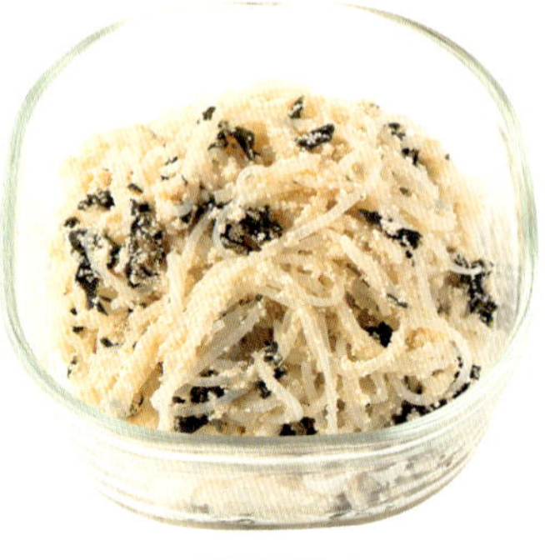

材料（2人分）

- しらたき…1袋
- たらこ…1腹
- ★バター…大さじ1
- ★マヨネーズ…大さじ1
- ★しょうゆ…少々
- ★塩こしょう…少々
- 韓国のりフレーク…2g

作り方

1. しらたきは洗って、サッとゆでて水気を切り、食べやすい長さに切る。
2. たらこは薄皮を取り、★と混ぜる。
3. フライパンに**1**を入れてからいりし、水気が飛んだら**2**を加えてからめ火を止める。仕上げにのりを加えて混ぜる。

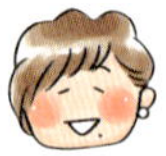

マヨネーズとバターの低糖質名コンビで。のりフレークはちぎった韓国のりでもOK。

ごまだれセロリ

白いおかず　和え

時間がたってもシャキシャキセロリ

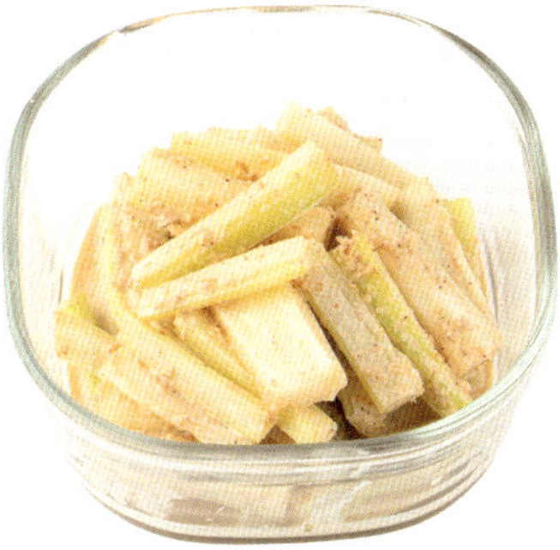

材料（2人分）

セロリ（茎の部分のみ）…1本
★白すりごま … 大さじ1
★マヨネーズ … 大さじ1
★しょうゆ … 小さじ1
★酢 … 小さじ1

作り方

1 セロリは筋を取り、食べやすい大きさに切る。
2 ボウルに★を混ぜ、1を加えて和える。

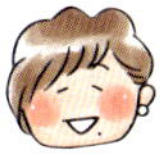

このごまだれは他の野菜にも使えちゃいます。覚えておくと便利！

まめっこサラダ

白いおかず　和え

デリサラダ風。おしゃれにさっぱり食べられるよ！

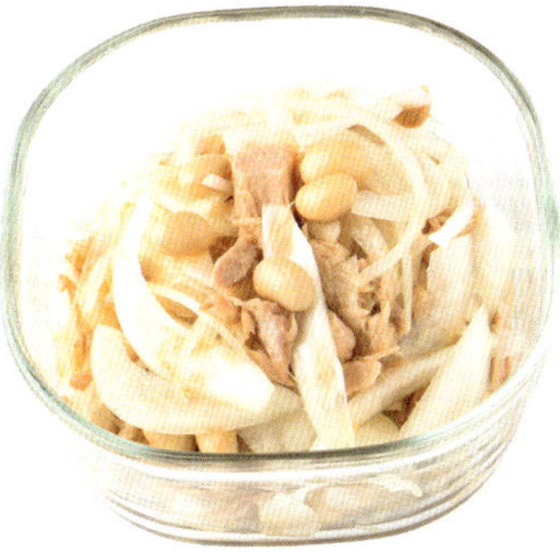

材料（2人分）

大豆の水煮 …50g
ツナ水煮缶 … 1缶
玉ねぎ …1/4個
★オリーブオイル … 大さじ1
★レモン汁 … 大さじ1/2
★塩こしょう … 少々

作り方

1 大豆、ツナは汁気を切る。玉ねぎは薄切りにする。
2 ボウルに★を混ぜ、1を加えてなじませる。

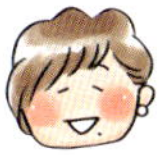

レモン風味で、さっぱりしているから朝昼晩の箸休めにフル活用できます。

ラーパーツァイ風サラダ

白いおかず　和え

最初はサラダ、数日後はお漬物風。漬かるほどに旨さが増す

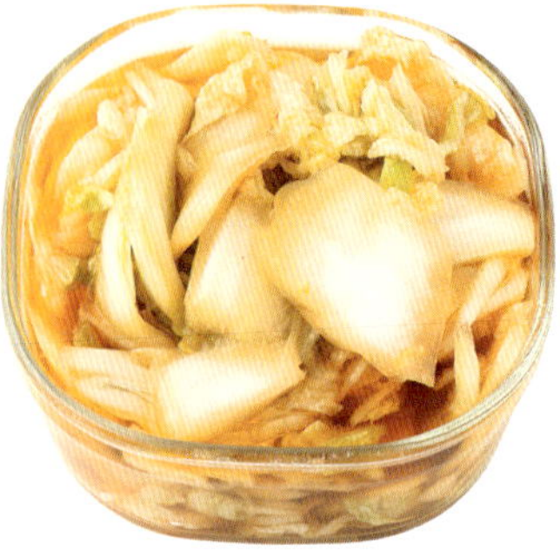

材料　(2人分)

白菜…300g
塩…少々
★酢…1/2カップ
★砂糖…20g
★しょうゆ…大さじ1
★ごま油…大さじ1
★赤唐辛子(小口切り)…ひとつまみ

作り方

1 白菜は食べやすい大きさに切り、塩をふって少ししんなりしてきたら水気を絞ってボウルに入れる。

2 小鍋に★を入れてひと煮立ちさせ、熱いうちに1に注ぐ。粗熱が取れたら冷蔵庫で30分以上冷やしてなじませる。

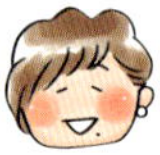

だんだん漬かっていくので毎日味が変わり長く楽しめます!

白菜とりんごのサラダ

白いおかず　和え

時間がたってもサクサク食感でさっぱりもりもり食べられる

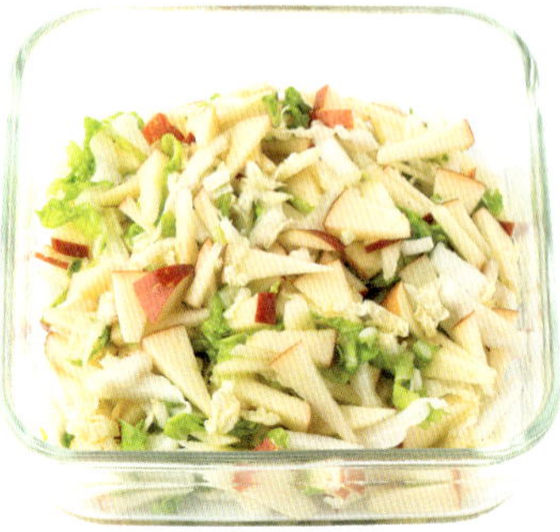

材料　(2人分)

白菜…150g
りんご…150g
★塩こしょう…少々
★レモン汁…大さじ1
★オリーブオイル…小さじ1

作り方

1 白菜は細切りにする。りんごは皮をむかずに芯を除いて小さめの薄切りにする。

2 ボウルに白菜を入れて、★を塩こしょう→レモン汁→オリーブオイルの順に加えてそのつど和え、りんごも加えて混ぜる。

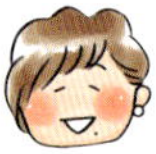

果物全般は糖質多めだけど、サラダのアクセントに使うくらいならGOOD!!

ごまごまハムピカタ

黄色いおかず　焼き

2色のごまが香ばしいアクセントに！

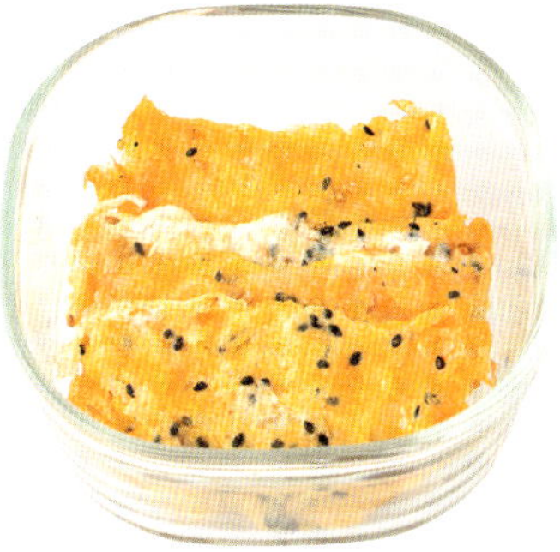

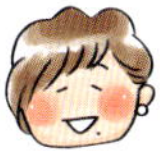

糖質ゼロのハムを使えばさらに糖質カットできちゃいます。

材料（2人分）

卵…1個
ハム…2枚
白いりごま…大さじ1/2
黒いりごま…大さじ1/2
大豆粉…少々
サラダ油…小さじ1

作り方

1 卵は溶く。ごまは白黒合わせる。
2 ハムは半分に切り、大豆粉を薄くまぶしてから溶き卵にくぐらせる。
3 フライパンにサラダ油を熱して**2**を入れ、ごまふたつまみくらいをふりかけて焼く。表面が固まったら取り出して、再び卵にくぐらせて同様に焼き、ごまをふりながら卵がなくなるまで繰り返して厚みを出す。

＼ワタシ、めっちゃ消費してます／

お弁当作りに フライパン用ホイルを大活用

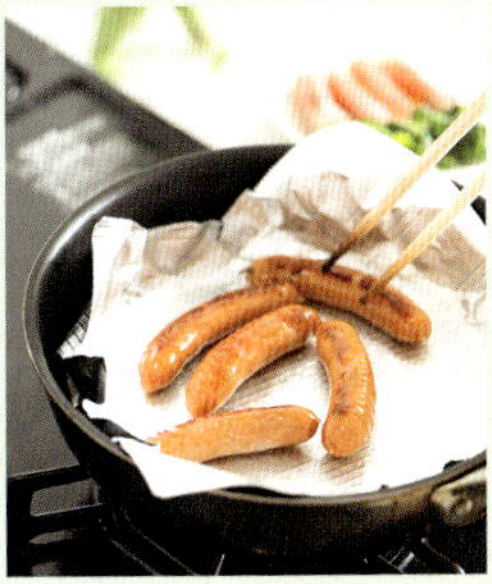

フライパンを使っての調理に、ホイルシートが大活躍。油なしでも焦げつかず、熱が伝わりやすいので焼き色がキレイについてくれます。しかも汚れを防いでくれるので、フライパン洗いがラクになるのがうれしい。焼いたものをホイルごと取り出して保存したり、ひとつのフライパンを、ダムのようにシートで分けて複数のおかずを調理しても味が混ざらないというアラワザも。忙しい朝に大活躍！　皆さんにもおすすめしちゃいます。

コラム お弁当にもおすすめ！

サバ缶のカンタンおかず

&ほうれん草のピリ辛和え

コチュジャンとごま油でオットも喜ぶ韓国風

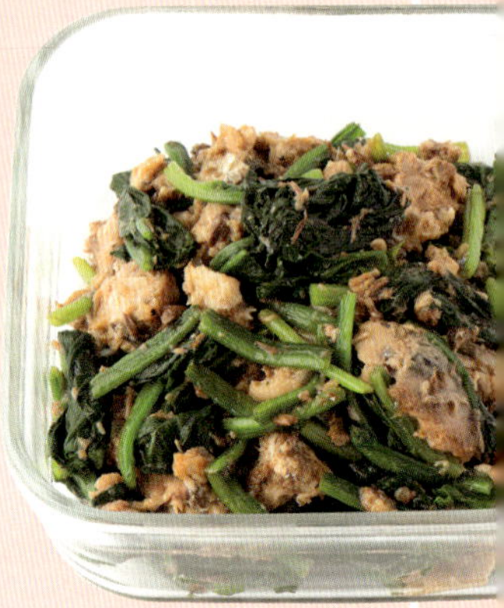

材料（2人分）

サバ水煮缶…1缶
ほうれん草
…ひと束（200g）
塩…少々
★しょうゆ…小さじ2
★ごま油…小さじ1
★コチュジャン…小さじ1

作り方

1 サバは汁気を切る。ほうれん草は塩ゆでし、冷水にとって水気を絞り、根元を除いて3cm長さに切る。
2 ボウルに★を混ぜ、1のほうれん草と、サバをほぐしながら加えて和える。

&ごまっこサラダ

旨味の決め手はすりごまと練りごまのW使い

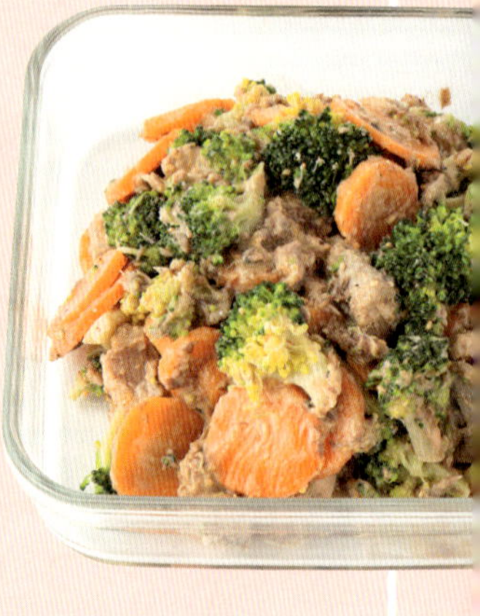

材料（2人分）

サバ水煮缶…1缶
☆ブロッコリー…150g
☆にんじん…150g
★白すりごま…大さじ1
★白練りごま…大さじ1
★砂糖…大さじ1
★しょうゆ…小さじ2
★酢…小さじ2
★みそ…小さじ2
ごま油…大さじ1
白いりごま…お好み量
塩…少々

作り方

1 サバは汁気を切る。ブロッコリーは小房に分け、にんじんは5mm厚さの輪切りにする。一緒に3分ほど塩ゆでし、ザルにあげて少し冷ます。
2 ボウルに★を混ぜ、ごま油を加えてさらに混ぜる。
3 ☆の1/2量を加えて和えてから、サバをほぐしながら加えて和える。残りの☆を加えて混ぜ合わせ、お好みでごまをふる。

※にんじんは太ければ半月切りにします。

栄養たっぷりで、家計に優しくて、近頃一躍人気のサバ缶。
水煮タイプは糖質の量もぐっと少ないので、
我が家でも常備アイテムです。
下ごしらえ済みだから、ひと手間加えるだけで
おいしいおかずになるのがうれしい。

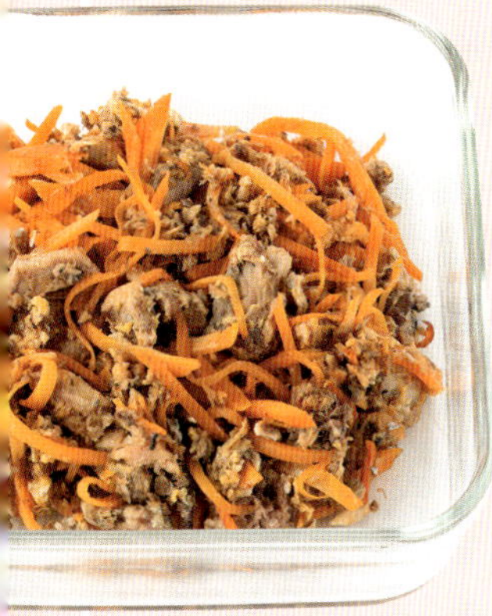

& にんじんしりしり

卵とかつお節の風味をからめた沖縄風の炒め物

材料（2人分）

サバ水煮缶…1缶
にんじん…1本
卵…1個
サラダ油…小さじ1
★しょうゆ…大さじ1
★かつお節…5g

作り方

1 サバは汁気を切る。にんじんはせん切りにする。卵は溶きほぐす。
2 フライパンにサラダ油を熱してにんじんを炒め、しんなりしてきたらサバをほぐしながら加えて炒める。
3 溶き卵をまわし入れ、最後に★を加えて炒め合わせる。

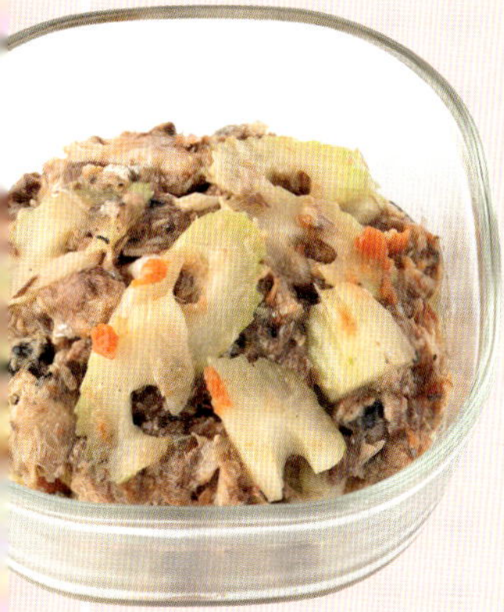

& セロリの梅和え

火を使わないカンタン調理であっさり箸休め

材料（2人分）

サバ水煮缶…1缶
セロリ…1本
★梅干し…1個
★ごま油…小さじ1
★しょうゆ…小さじ1

作り方

1 サバは汁気を切る。セロリは筋を取って斜め薄切りにする。梅干しは種を取り、包丁で細かくたたく。
2 ボウルに★を混ぜ、セロリと、サバをほぐしながら加えて和える。

※セロリは茎の部分だけを使います。
粉チーズを上からかけてもGOOD!
とろけるチーズをかけて焼いてもOK!

コラム　満足度を上げる

具だくさんの汁物

小さなお弁当に慣れるまでは具だくさんスープや
おみそ汁をプラスするのもオススメ！
小さめのスープジャーに1杯分入れて一緒に持っていこう！

豆乳の和風チャウダー

あさりやみその旨味とまろやかな豆乳のかけ合わせ。
和洋、どちらのおかずにも合います

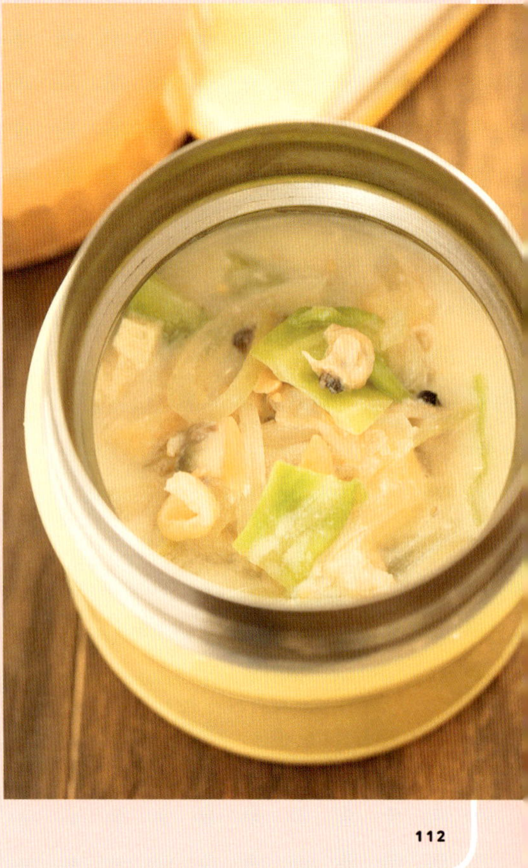

材料　(2～3人分)

あさりのむき身…40g
玉ねぎ…1/2個
キャベツ…2枚
油揚げ…1/2枚
だし汁…1と1/2カップ
豆乳…150mℓ
みそ…大さじ1

作り方

1 玉ねぎは薄切りにし、キャベツは小さめにザクザク切る。油揚げは細切りにする。
2 鍋にだし汁、玉ねぎを入れて熱し、煮立ったら弱火にして玉ねぎが透き通るまで煮る。
3 あさり、キャベツ、油揚げを加え、キャベツがしんなりしたら豆乳を注ぎ加え、みそを溶き入れる。

※あさりは冷凍、水煮缶などが便利。豆乳を入れてからは煮立てないように注意！

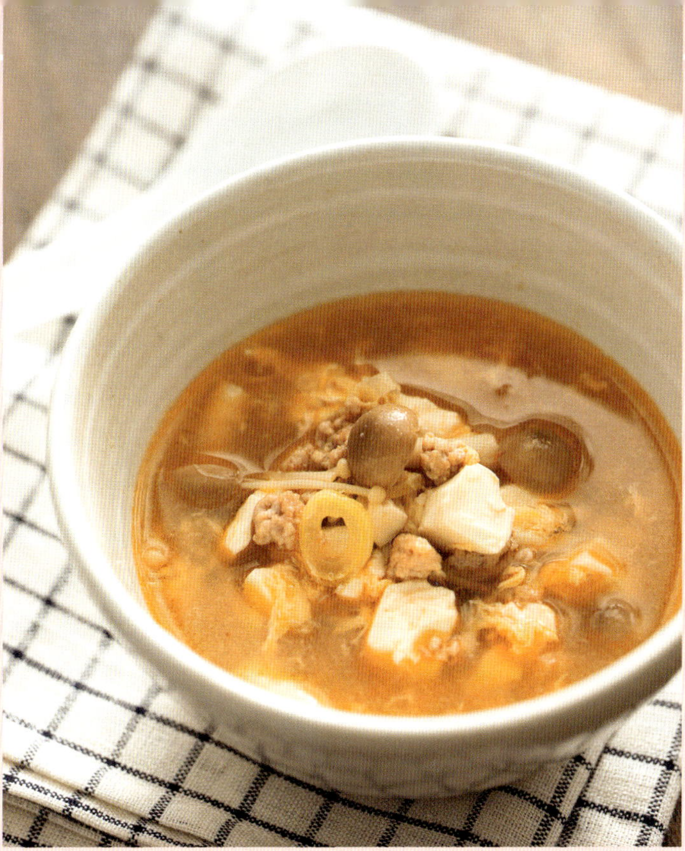

きのこサンラータン

酸味と辛味がクセになるスープ。肉のおかずがない日のお弁当に添えて

材料 （2〜3人分）

豚ひき肉…60g
お好きなきのこ数種…計100g
絹ごし豆腐…60g
溶き卵…1個分
長ねぎ…3cm
しょうがチューブ…少々
鶏がらスープ…水2カップ・
　顆粒小さじ1/2
★酢…大さじ2
★しょうゆ…大さじ2
★砂糖…小さじ2
★ラー油…小さじ1
ごま油…小さじ1

作り方

1 きのこは石づきや軸を切り落とし、小さめにほぐすか薄切りにする。ねぎは小口切りに。★は混ぜる。
2 鍋にごま油を熱し、ひき肉を炒める。色が変わったらねぎとしょうがを加えてサッと炒め、鶏がらスープを加えて煮る。
3 沸いてきたらきのこと、豆腐を粗く崩しながら加えて、5分ほど煮る。★を加え、最後に溶き卵をまわし入れる。

※きのこはしめじ、えのき、しいたけ、なめこなど。

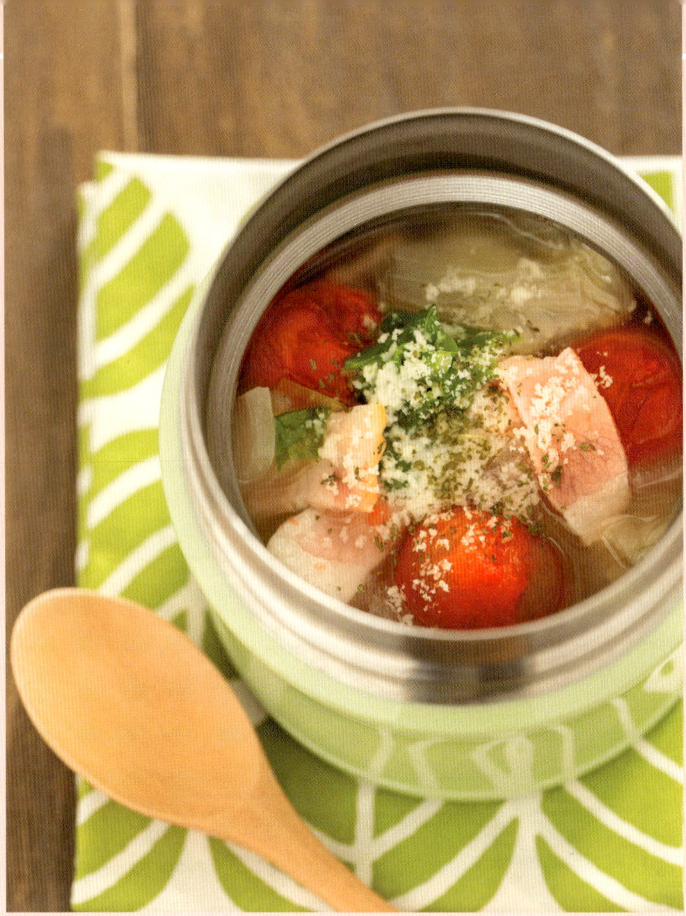

白菜ミネストローネ

洋風スープの代表。野菜はなんでも家にあるもので!

材料（2〜3人分）

☆白菜…2枚
☆玉ねぎ…1/2個
☆ミニトマト…4個
☆ベーコン…40g
★水…2カップ
★顆粒コンソメスープの素…小さじ2
★塩こしょう…少々
乾燥パセリ…お好み量
粉チーズ…お好み量

作り方

1 ☆は食べやすい大きさに切る。
2 鍋に★を入れて熱し、煮立ったら白菜、玉ねぎ、ベーコンを加えてしんなりしたらトマトを加える。
3 器に盛り、パセリ、粉チーズをふる。

※トマトはつぶしながら食べるとおいしい

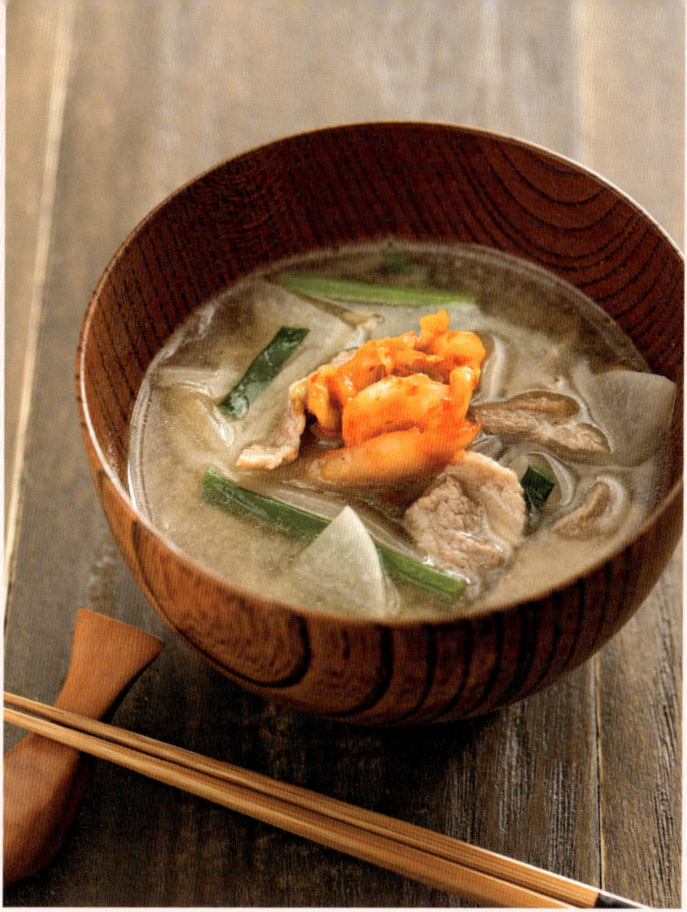

キム豚汁

おみそ汁にキムチをトッピングするのがゆきりち。家の定番

材料 (2〜3人分)

豚肉…60g
大根…2cm
万能ねぎ…2本
もやし…30g
白菜キムチ…お好み量
だし汁…2カップ
みそ…大さじ1
ごま油…小さじ1

作り方

1 豚肉は大きければ食べやすい大きさに切る。大根は薄いいちょう切りにする。万能ねぎは5cm長さに切る。

2 鍋にごま油を熱し、豚肉を炒める。色が変わったら大根、もやしを加え、油がまわったらだし汁を加える。

3 煮立ったら火を止め、万能ねぎを加えて、みそを溶き入れる。器に盛り、キムチをのせる。

コラム　お弁当のおともに！ カンタン！

糖質オフのスイーツ

市販の糖質オフオヤツもおいしいけど、
自分で作れば節約にもつながる。何度も何度も
試してみて、「よし！」と自信を持てるようになったレシピです。

フライパンおからブラウニー

**ハイカカオチョコと糖質オフのホットケーキミックスで。
型やオーブンがなくても作れる**

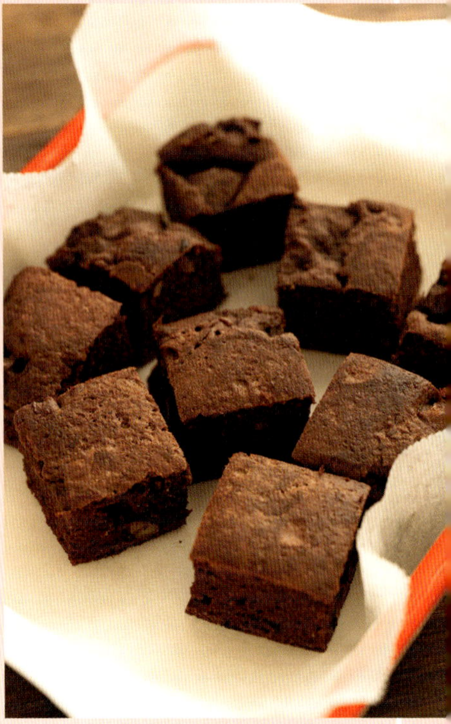

材料

おから…50g
くるみ…15g
チョコレート
（カカオ70%以上）
…30g
オリーブオイル…10g
ホットケーキ
ミックス…50g
純ココア…5g
卵…1個
豆乳…大さじ2
オリーブオイル
（焼く用）…小さじ1

作り方

1 くるみはザクザク切る。チョコレートは耐熱ボウルに砕いて入れ、ラップをせずに1分ほどレンチンして溶かしたら、オリーブオイルを加えて小さめの泡立て器でよく混ぜる。
2 別のボウルにホットケーキミックス、ココアを混ぜてから、おから、卵を加えて泡立て器でさらに混ぜる。
3 1のチョコレートを加えて混ぜ、豆乳、くるみを加え、ゴムベラに持ち替えて素早く混ぜる。
4 オリーブオイルを弱火で熱したフライパンに3を入れ、四角く形を整える。フタをして10分ほど焼き、底が焼けたら返して再びフタをし、10分ほど焼く。

※ホットケーキミックスは糖質オフのものを使ってください。

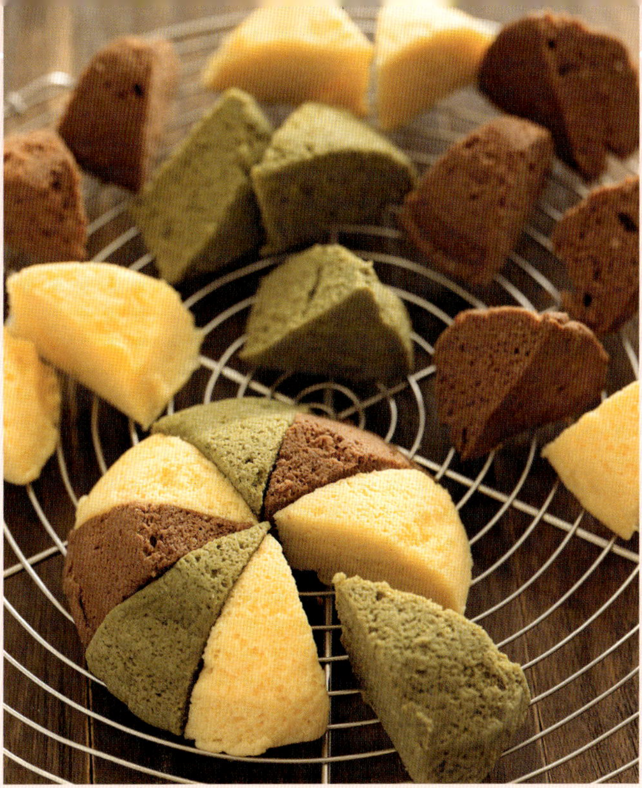

おから蒸しパン

ボウル1個と電子レンジでできちゃう、カンタンオヤツ

材料（直径13cmの耐熱ボウル1個分）

おから…50g
卵…1個
豆乳…大さじ1
液状ラカント…大さじ1
オリーブオイル…小さじ1
ベーキングパウダー…小さじ1/2
バニラエッセンス…数滴

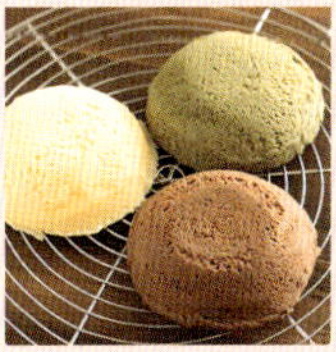

油が入っているから時間がたってもやわらかい

作り方

1. 耐熱ボウルにすべての材料を入れて、小さめの泡立て器でよく混ぜる。
2. なめらかになったら、ふんわりラップをかけて2分ほどレンチンする。
3. カパッとひっくり返して取り出し、上からふんわりラップをしてそのまま冷ます。

※バニラエッセンスの代わりに、ココア味は純ココア小さじ1を、抹茶味は抹茶小さじ1を混ぜます。耐熱の密閉容器やマグカップなど、お好みの容器で作れます。

コラム 我が家の定番

作っておくと便利な酢タマネギ

ダイエット効果や健康にいい、とブームになった酢タマネギ。
作っておくと、お弁当に、ふだんごはんに、とにかく便利に使いまわせる！
新玉ねぎシーズンになったらはちみつ控えめに作って、必ず常備しています。

酢タマネギ

最初は「こんなに作って大丈夫!?」と思うけど、1週間でいつの間にかなくなります！

材料

新玉ねぎ … 2個
★酢 … ひたひた（2カップくらい）
★はちみつ … 大さじ1
★塩 … ふたつまみ

作り方

1 玉ねぎは繊維にそって薄切りにする。そのまま空気にさらして30分置く（水にはさらさない）。
2 ファスナー付き保存袋に1と★を入れてモミモミ。
3 冷蔵庫で一晩寝かせる。

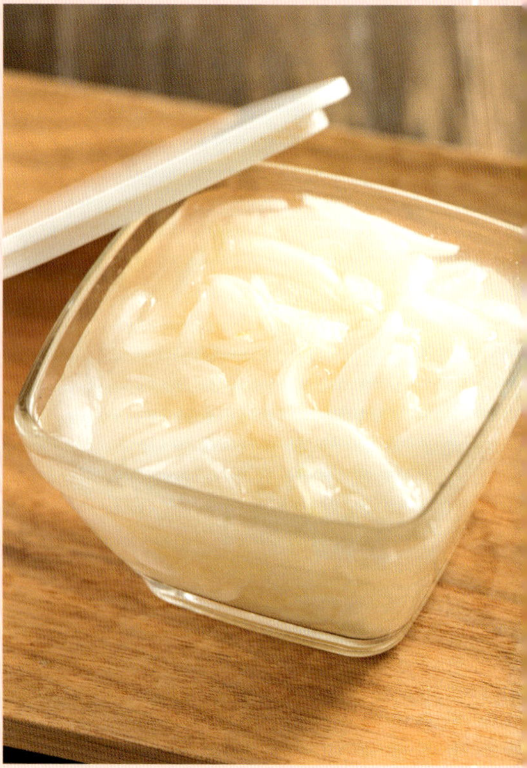

保存は冷蔵庫で1週間くらい。とにかく万能。冷奴やところてんにトッピングしたり、生野菜にはお好みのオイルを足してドレッシングとして。そのまま、焼き魚の付け合わせやコッテリおかずのお口直しとしても。おかかや韓国のりと和えて食べてもサッパリおいしい。

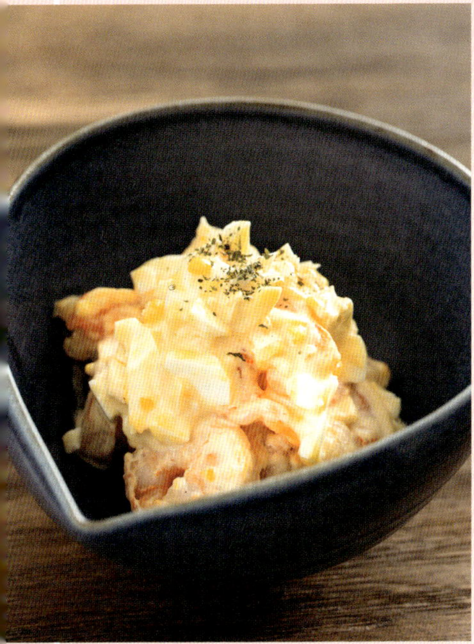

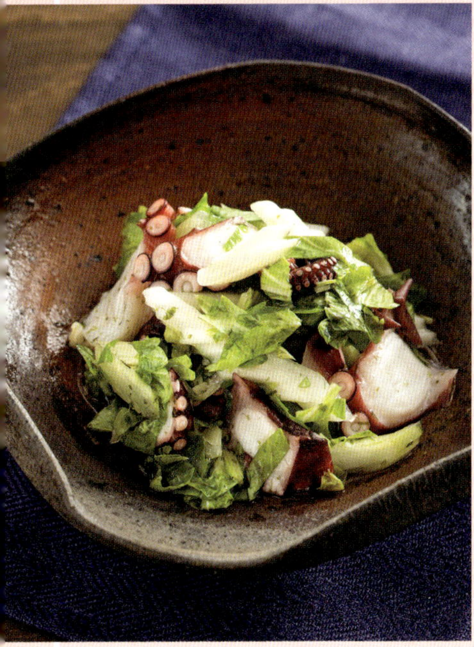

酢タマネギアレンジ1

タルタル風えびサラダ

サラダはもちろんフライにも合うよ！

材料 (2〜3人分)

ボイルえび(小)…200g
★ゆで卵…2個
★酢タマネギの具…20g
★酢タマネギの汁…小さじ1/2
★マヨネーズ…大さじ3
★塩こしょう…少々
乾燥パセリ…お好み量

作り方

1 ゆで卵と酢タマネギの具はザクザク刻む。★はすべて混ぜる。
2 えびと1を和えて、パセリをふる。

酢タマネギアレンジ2

たことセロリの青のりマリネ

汁を使えばマリネもカンタン！

材料 (2〜3人分)

ゆでだこ…150g
セロリ…1本
★酢タマネギの汁…ひたひた(3/4カップくらい)
★青のり…小さじ1
★オリーブオイル…大さじ1

作り方

1 たこは食べやすい大きさにそぎ切りにする。セロリは筋を取って斜め薄切りに、葉は細かく切る。
2 保存袋に1と★を入れ、1時間以上冷蔵庫に冷やし置く。

コラム　作った方がカンタン！おいしい！

自家製ぽん酢とアレンジレシピ

酢タマネギと同様、うちではなくてはならない調味料。
市販品は意外に糖質が多くて…。
好きなオイルを足せばドレッシングとしても活躍。

自家製ぽん酢

冷蔵庫にこれがないと落ち着かない！　レモンや他の柑橘類の汁でもOK

材料

だし汁…3/4カップ
酒…3/4カップ
しょうゆ…1/4カップ
酢…1/4カップ
ゆず果汁…1/4カップ

作り方

1 鍋にだし汁と酒を入れて熱し、ひと煮立ちさせる。
2 火を止めて、粗熱が取れたら、しょうゆ、酢、ゆず果汁を加えて混ぜ、そのまま冷ます。

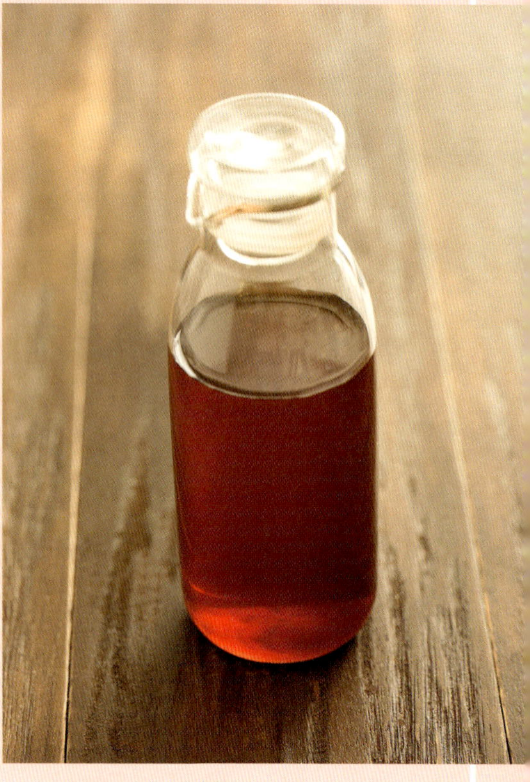

※保存は冷蔵庫で1週間くらい。おなじみのしゃぶしゃぶや湯豆腐はもちろん、炒め物の味つけに使ったり、これで鶏手羽を煮込んでも絶品。ごま油やラー油を混ぜてゆで卵を漬ければ、さっぱり味の味玉ができるよ。

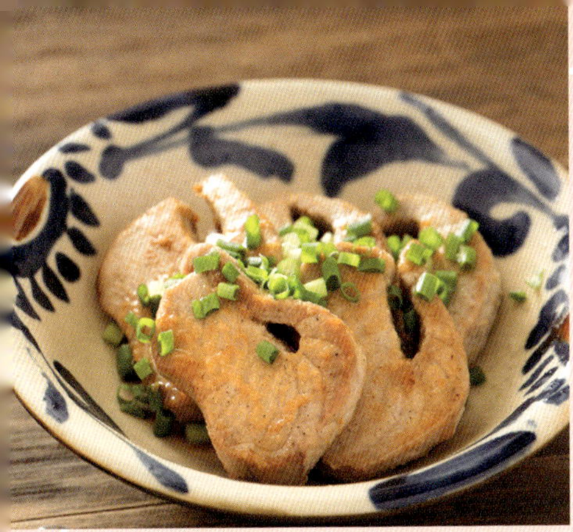

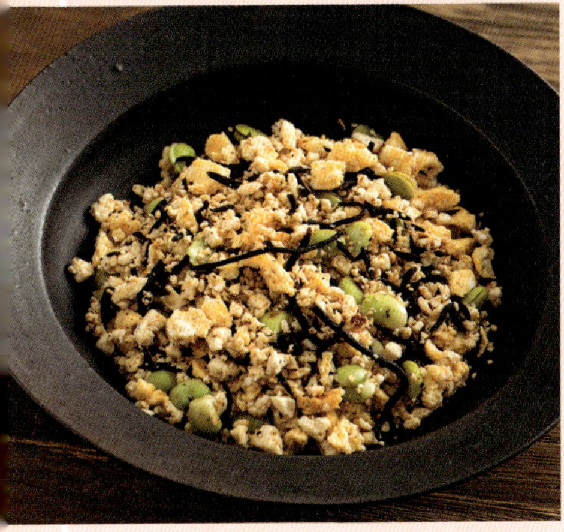

自家製ぽん酢アレンジ1

かつおのぽん酢焼き

香ばしく焼いてジュッとからめて

材料 （2〜3人分）

刺身用かつお…150g
塩こしょう…少々
大豆粉…適量
オリーブオイル…小さじ1
★自家製ぽん酢…大さじ1と1/2
★しょうがチューブ…小さじ1
万能ねぎ…1本

作り方

1 ★は混ぜる。万能ねぎは小口切りにする。かつおは1.5cm幅くらいに切って塩こしょうをふり、大豆粉を薄くまぶす。
2 フライパンにオリーブオイルを強火で熱し、かつおを両面焼く。焼き色がついたら★を加えてからめる。器に盛り、万能ねぎを散らす。

自家製ぽん酢アレンジ2

ぽん酢豆腐チャーハン

豆腐をごはんに見立てた糖質オフの創作中華

材料 （1人分）

木綿豆腐…1丁
乾燥ひじき…3g
冷凍むき枝豆…30g
卵…1個
★自家製ぽん酢…大さじ1
★塩…少々
★ブラックペッパー…少々

作り方

1 ひじきは水で戻す。枝豆は解凍する。
2 卵は耐熱容器に入れて溶き、ふんわりラップをかけて20秒レンチンする。いったん取り出してほぐし、再びラップをかけて20秒ほどレンチンしてほぐす（いり卵の状態になればOK）。
3 豆腐はペーパータオルで二重に包み、耐熱容器に入れて2分ほどレンチンして水きりをする。フライパンにほぐし入れ、強火でからいりする。
4 お米のようにパラパラになったら、1、2を加えて混ぜ、★も加えて味を調える。

コラム

停滞期もコレで乗り切りました！

糖質オフ以外に、こんなこともやってはいますが、
効果のほどは不明です（笑）。でも体重が減らない停滞期の
気分転換になるし、試してみる価値はアリですよ！

1 インターバル速歩

1回33分の適度な運動で気分転換

いつもはワタシ一人か近所に住む母とやっているインターバル速歩を、オットも休日は一緒にやります。いろんな公園をたくさん歩いて、たくさん話せるのも楽しい。やり方は、3分ごとに「ゆっくり歩き」と「早歩き」を繰り返して合計33分歩くだけ。うちの場合はキッチンタイマーを持って。これならインドア派の夫も筋肉痛にならない。ワタシは天気のいい日に週3回以上を一応、目標にしています。

［ゆっくり歩きと早歩きを繰り返す］

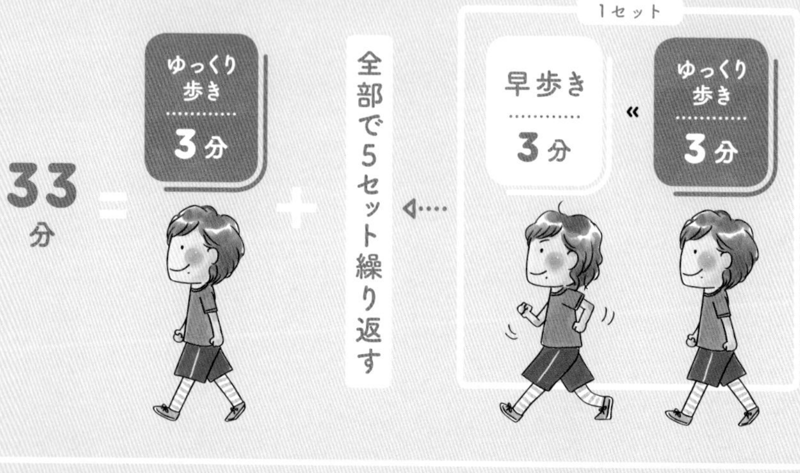
1セット
ゆっくり歩き 3分
早歩き 3分
全部で5セット繰り返す
ゆっくり歩き 3分
33分 = +

Column

ゆっくり歩きと早歩きのポイント

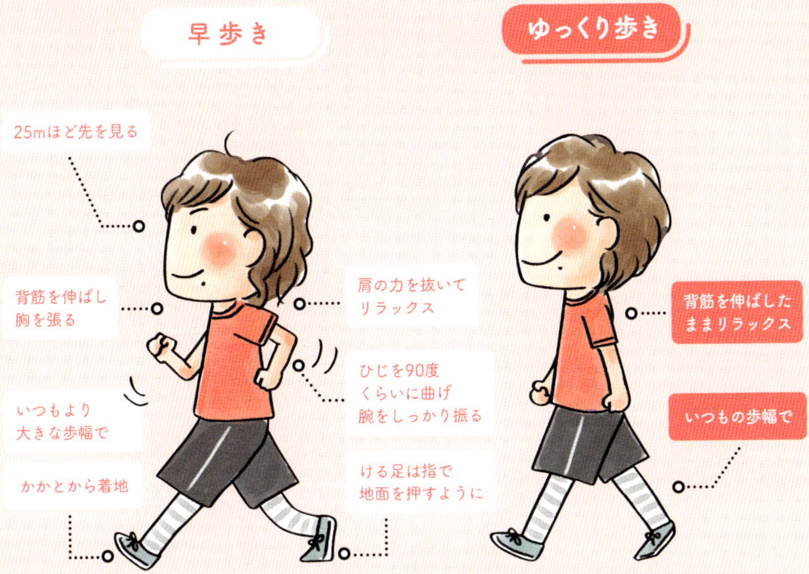
早歩き
ゆっくり歩き
25mほど先を見る
背筋を伸ばし
胸を張る
肩の力を抜いて
リラックス
ひじを90度
くらいに曲げ
腕をしっかり振る
いつもより
大きな歩幅で
かかとから着地
ける足は指で
地面を押すように
背筋を伸ばした
ままリラックス
いつもの歩幅で

2 お風呂上がりのマッサージ

アロマオイルでリフレッシュ

ジムのストレッチや痩身エステを真似して、30分くらいマッサージ。なんとなく脂肪がプチプチいって柔らかくなり、落ちやすくなるような、ならないような…（笑）。オイルを使うので、肌はきれいに。リラックス効果も。

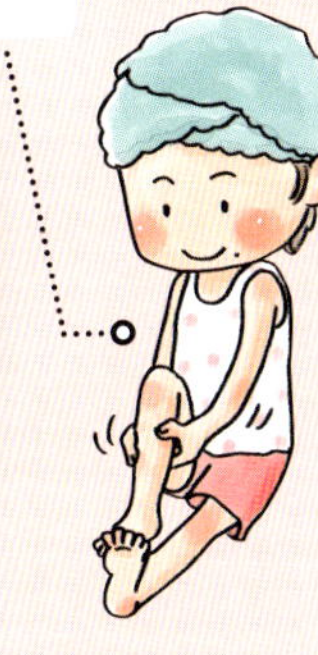
太さが気になる
腕や脚を
マッサージ

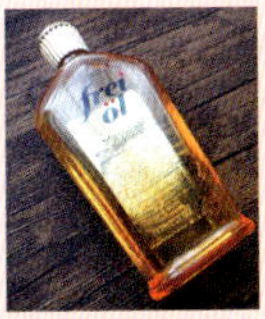

ドイツ製のナチュラルなフレイオイルを愛用

コラム

オットへのQ&A

「二人で楽しく続けられた」とゆきりち。さん。
オットにも編集部から本音をインタビュー！

Q1 ダイエットを始めたのは？

先に妻がダイエットを始めて、結果が少しずつ出始めてうれしそうにしているのを見て自分にもできるかな、と思ったのが一番です。妻だけヤセたら一緒に歩く時バランスが悪いなあ…とも思って。

Q2 挫折せず続けられたのはなぜ？

挫折するほど頑張ってないから、というのが正直なところ。「何日までに〇〇kg落とす！」など目標を大きく構えて縛られるのではなく、食べたい時にはガマンせずに食べ、増えてしまった分は慌てずにコツコツやって元に戻そうという、フラットな、ある意味ちょっとしたゲーム感覚で楽しんでダイエットできたからかな。

Q3 大好きだったラーメンや、ごはんが恋しくなかった？

意外とすぐにそういう気持ちはなくなりました。妻の研究（？）のおかげで、ラーメンの他にもおいしい料理があることがわかったので。「ただおいしいだけでなく、健康に良くておいしいものを食べたい」というふうに自分の気持ちが変化したのは驚きでした。

Q4 周囲の反響はどうだった？

体重が落ち始めた時期は、対外的に大きな仕事を任された時期と重なっていたので、心労がたたってヤセ始めたと思われていたようです。同僚に「悩み事はないか」「困っていることはないか」と聞かれたり。また「こんな大きな体で私より小さいお弁当箱で大丈夫？」とびっくりされました。

Q5 糖質オフダイエットは楽しい？

両手を挙げてYesです！この年になると頑張っても報われないこともあるよなあ

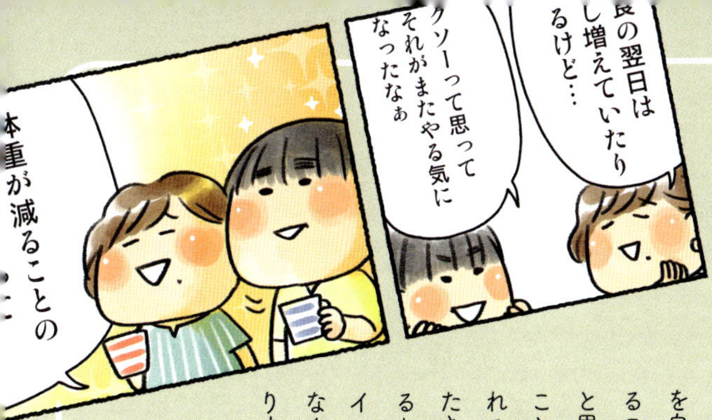
の翌日は
し増えていたり
るけど…
クソーって思って
それがまたやる気に
なったなぁ
重が減ることの
…

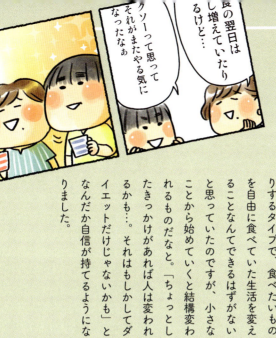

と世の中の実情が見えてきたりもしますが、糖質オフダイエットは裏切らないというか、やればやっただけ結果に反映されるというか。自分は元来、生活の変化を嫌がったり億劫に思ったりするタイプで、食べたいものを自由に食べていた生活を変えることなんてできるはずがないと思っていたのですが、小さなことから始めていくと結構変われるものだなと。「ちょっとしたきっかけがあれば人は変われるかも…。それはもしかしてダイエットだけじゃないかも」となんだか自信が持てるようになりました。

Q6 ゆきりち。さんへひとことどうぞ！

毎朝早く起きてお弁当を作ってくれて感謝しています。僕が出勤の早い仕事じゃなかったら、朝はもっとゆっくり寝かせてあげられるのになあと思うこともありますが、楽しそうに作ってくれているのを見るとありがたい思いでいっぱいです。妻はダイエットの先生であり、ともに励む友達であり、競い合うライバルでもあり、…要するに最良のパートナーです。おかげさまで長生きすることになりそうなので（笑）、この先もずっとよろしくお願いします〜。

Q7 ダイエットを始めてみようと思う皆さんへ

糖質オフダイエットの日々は新しい発見の日々です。今まで見えなかったものが見えてきて驚いたり、刺激に満ちた楽しい毎日です。一人では難しくても二人いれば楽しくなってきます。余計なものがそぎ落とされて体はもちろんのこと、心もすごく軽くなったような気がします。落ちたのは体重だけでなくマイナスな考え方とかそういったものもあるかも。一緒に挑戦することで夫婦の絆を強めてくれる糖質オフダイエットをオススメします！

おわりに

ワタシは、料理を研究しているわけでもなく、フードをコーディネートしているわけでもなく、田舎生まれ田舎育ちのフツーのフツーの専業主婦でした。いや、今も。

ワタシ自身、ズボラでいい加減な性格のため、ダイエットについても全部がアバウトで、頑張ってるねと言われても、頑張った記憶…なし（笑）。ただただ楽しかった。体重が減るのが楽しかった。それだけ。

作り置きと言っても食べきりの3日分程度。お弁当はそれを小さな箱に詰めてるだけ。モデル体型やご自慢のボディになったわけじゃない。全然頑張ってなんかない。そんな夫婦の（いや、オットは毎日仕事頑張ってるな（笑））もとい、そんなワタシの拙いレシピとおふたり様ダイエットが本になったなんて。ワタシが一番びっくり。

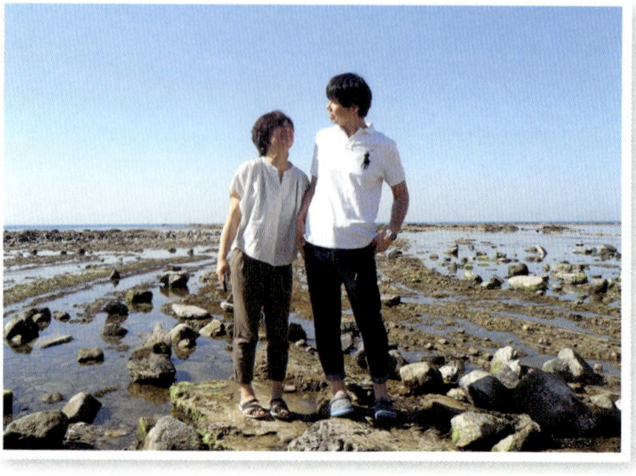

これから糖質オフを始めたい、ダイエットしたいけど頑張りたくない頑張れないって人にはもちろん、料理が苦手な人やただ簡単レシピが知りたい人など、どんな人にもハマる本になったかと思います。

それもこれもブログやインスタをフォローしてくれたり、コメントやいいね！　をくださる皆さんあってのこと。感謝してもしきれません。今後も二人で今まで以上に仲良く、なおかつリバウンドなしで健康的に生きることが恩返しになるかな（そんなんじゃならんな（笑））

最後になりますが、この本を読んでくださった方が、おいしく健やかに、何より楽しくダイエットできますように…。

この本に関わってくださったすべての方々に感謝。

そして、愛するオットに大感謝。

ゆきりち。（齋藤由貴子）

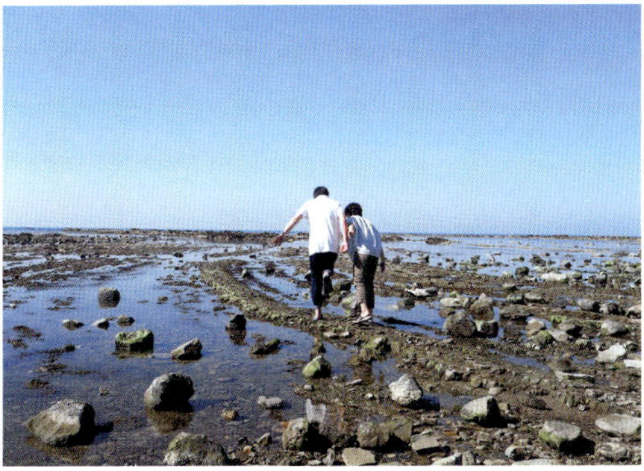

ウチから車で40分のところにある男鹿市の鵜ノ崎海岸にて

ゆきりち。（齋藤由貴子）
秋田在住のアラフォー主婦。Ameblo でレシピブログを運営し、ユーモアのある語り口と、「映え」を目的としないリアルごはんが「超絶おいしそう」と人気。2歳年下の夫とは、夫婦そろって食べることが大好き。旅行好き。「フライパンローストビーフ」や「レンチンチャーシュー」など手軽なオリジナルレシピにも注目が集まる。

ゆきりちごはん。かんたん！おいしい！しあわせ！
https://ameblo.jp/yukirichi119/

Instagram:　@yukirichi119
https://www.instagram.com/yukirichi119/

糖質《とうしつ》オフの満足弁当《まんぞくべんとう》で
夫婦《ふうふ》ともに3か月《げつ》で
10キロヤセました

2019年6月13日　初版発行

著者／ゆきりち。

発行者／川金　正法

発行／株式会社KADOKAWA
〒102-8177　東京都千代田区富士見2-13-3
電話　0570-002-301（ナビダイヤル）

印刷所／図書印刷株式会社

●お問い合わせ
https://www.kadokawa.co.jp/（「お問い合わせ」へお進みください）
※内容によっては、お答えできない場合があります。
※サポートは日本国内のみとさせていただきます。
※Japanese text only

定価はカバーに表示してあります。

ISBN 978-4-04-604364-1 C0077